초보자를 위한 Sous Vide 요리책 2023

매일 집에서 만드는 간단하고 맛있고 손쉬운 저예산 레시피

영철 왕

목차

피망 & 양고기 카레

준비 + 요리 시간: 30시간 30분 | 인분: 4

재료

버터 2큰술

다진 피망 2개

다진 마늘 3쪽

강황 1티스푼

간 커민 1티스푼

파프리카 1티스푼

1 tsp 강판에 간 신선한 생강

소금 ½티스푼

카다멈 꼬투리 2개

신선한 백리향 가지 2개

뼈 없는 양고기 2¼파운드, 깍뚝썰기

다진 큰 양파 1개

다진 토마토 3개

올스파이스 1티스푼

그릭 요거트 2큰술

다진 신선한 실란트로 1큰술

지도

수조를 준비하고 수비드를 넣습니다. 화씨 179도로 설정합니다. 버터 1큰술, 피망, 마늘 2쪽, 심황, 커민, 파프리카, 생강, 소금, 카다멈, 타임을 섞습니다. 버터 혼합물과 함께 진공 밀봉 가능한 백에 양고기를 넣습니다. 물 치환법으로 공기를 빼내고 봉지를 밀봉하여 수조에 담근다. 30시간 동안 요리합니다.

타이머가 멈추면 백을 꺼내 따로 보관합니다. 냄비에 버터를 넣고 센 불로 가열합니다. 양파를 넣고 4분간 끓인다. 남은 마늘을 넣고 1분간 더 끓인다. 열을 줄이고 토마토와 피망에 넣습니다. 2분간 조리합니다. 요거트, 양고기, 요리용 주스를 붓습니다. 10-15분 동안 요리하십시오. 실란트로로 장식합니다.

염소 치즈 양갈비

준비 + 요리 시간: 4시간 10분 | 인분: 2

재료:

<u>갈비 살:</u>

2 하프 랙 양고기 갈비

식물성 기름 2큰술

다진 마늘 1쪽

다진 로즈마리 잎 2큰술

회향 꽃가루 1큰술

맛볼 소금과 후추

카이엔 고추 ½작은술

<u>장식하려면:</u>

부서진 염소 치즈 8온스

다진 구운 호두 2온스

다진 파슬리 3큰술

지도:

수욕조를 만들어 수비드를 넣고 134F로 맞춘다. 양고기를 제외한 나열된 양고기 재료를 섞는다. 양고기를 키친타올로 두드려 물기를 제거하고 양념 혼합물과 함께 문지릅니다. 고기를 진공 밀봉 가능한 백에 넣고 물 치환법으로 공기를 빼낸 다음 밀봉하여 수조에 담급니다. 타이머를 4시간으로 설정합니다.

타이머가 멈추면 양고기를 꺼냅니다. 그릴을 센 불로 예열하고 기름을 넣습니다. 황금빛 갈색이 될 때까지 양고기를 굽습니다. 뼈 사이의 갈비뼈를 자릅니다. 염소 치즈, 호두, 파슬리로 장식합니다. 핫 소스 딥과 함께 제공하십시오.

양고기 어깨

준비 + 요리 시간: 4시간 10분 | 인분: 3

재료:

뼈를 제거한 양고기 어깨살 1파운드

맛볼 소금과 후추

올리브 오일 2큰술

다진 마늘 1쪽

타임 가지 1개

소세마리 1줄기

지도:

수조를 준비하고 수비드를 넣습니다. 화씨 145도로 설정합니다. 종이 타월로 양 어깨를 두드려 물기를 제거하고 후추와 소금으로 문지릅니다.

양고기와 나머지 나열된 재료를 진공 밀봉 가능한 백에 넣습니다. 물 치환법으로 공기를 빼내고 봉지를 밀봉하여 수조에 담근다. 타이머를 4시간으로 설정합니다.

완료되면 가방을 제거하고 양고기 어깨를 베이킹 접시에 옮깁니다. 주스를 냄비에 걸러내고 중불에서 2분 동안 끓입니다. 그릴을 10분 동안 예열하고 어깨 부분이 노릇노릇하고 바삭해질 때까지 굽습니다. 버터를 바른 채소를 곁들인 양고기 어깨살과 소스를 제공합니다.

할라피뇨 양고기 로스트

준비 + 요리 시간: 3시간 | 인분: 6

재료:

카놀라유 1 ½큰술

흑겨자씨 1큰술

커민 씨앗 1티스푼

맛볼 소금과 후추

4파운드 버터플라이 양고기 다리

다진 민트 잎 ½컵

다진 실란트로 잎 ½컵

다진 샬롯 1개

다진 마늘 1쪽

다진 빨간 할라피뇨 2개

레드와인 식초 1큰술

1 ½ 큰술 올리브 오일

지도:

스토브 위에 약한 불에 프라이팬을 놓습니다. 올리브 오일 ½ 테이블스푼을 추가합니다. 가열되면 커민과 겨자씨를 넣고 1분간 조리합니다. 불을 끄고 씨앗을 그릇에 옮깁니다. 소금과 후추를 뿌린다. 혼합. 양고기 다리 안에 양념 혼합물의 절반을 펴고 굴립니다. 1인치 간격으로 정육점 끈으로 고정합니다.

소금과 후추로 간을 하고 마사지한다. 양념 혼합물의 절반을 양 다리 위에 고르게 뿌린 다음 조심스럽게 다시 돌립니다. 수조를 만들고 수비드를 넣는다. 145F로 설정합니다. 양다리를 진공 밀봉 가능한 백에 넣고 물 치환법으로 공기를 빼낸 다음 밀봉하고 수조에 담급니다. 타이머를 2시간 45분으로 설정하고 요리합니다.

소스를 만드십시오. 커민 머스타드 혼합물에 샬롯, 실란트로, 마늘, 적포도주 식초, 박하 및 적고추를 추가합니다. 소금과 후추로 섞고 간을 합니다. 따로. 타이머가 멈추면 가방을 꺼내 봉인을 풉니다. 어린 양을 제거하고 종이 타월을 사용하여 두드려 말립니다.

주철에 카놀라유를 넣고 센 불에서 10분간 예열합니다. 양고기에 넣고 양면이 갈색이 되도록 굽습니다. 꼬기를 제거하고 양고기를 자릅니다. 소스와 함께 제공하십시오.

타임 앤 세이지 양갈비 구이

준비 + 요리 시간: 3시간 20분 | 인분: 6

재료

버터 6큰술

드라이 화이트 와인 4큰술

닭육수 4큰술

신선한 백리향 가지 4개

다진 마늘 2쪽

다진 신선한 세이지 1½ tsp

커민 1½티스푼

양갈비 6개

맛볼 소금과 후추

올리브 오일 2큰술

지도

수조를 준비하고 수비드를 넣습니다. 134F로 설정합니다.

냄비를 중불로 가열하고 버터, 화이트 와인, 육수, 타임, 마늘, 커민, 세이지를 섞습니다. 5분간 조리합니다. 식히십시오. 양고기를 소금과 후추로 간을 합니다. 버터 혼합물과 함께 3개의 진공 밀봉 백에 넣습니다. 물 치환 방법으로 공기를 방출하고 봉지를 밀봉하고 수조에 담급니다. 3시간 동안 요리합니다.

완료되면 양고기를 제거하고 키친 타월로 두드려 말립니다. 갈비에 올리브 오일을 바르십시오. 프라이팬을 센 불로 달구고 양고기를 한 면당 45초씩 굽습니다. 5분 동안 휴식을 취하십시오.

바질 치미추리를 곁들인 양갈비

준비 + 요리 시간: 3시간 40분 | 인분: 4

재료:

<u>양고기 볶음:</u>

양고기 랙 3개, 프렌치

다진 마늘 3쪽

맛볼 소금과 후추

<u>바질 치미추리:</u>

잘게 썬 신선한 바질 1 ½ 컵

다진 바나나 샬롯 2개

다진 마늘 3쪽

1 tsp 레드 페퍼 플레이크

올리브 오일 ½컵

레드 와인 식초 3큰술

맛볼 소금과 후추

지도:

수조를 준비하고 수비드를 넣습니다. 140F로 설정합니다. 키친 타월로 랙을 두드려 건조시키고 후추와 소금으로 문지릅니다. 고기와 마늘을 진공 밀봉 가능한 봉투에 넣고 물 치환법으로 공기를 빼서 봉투를 밀봉합니다. 수조에 가방을 담그십시오. 타이머를 2시간으로 설정하고 요리합니다.

바질 치미추리 만들기: 나열된 모든 재료를 그릇에 섞습니다. 랩으로 덮고 1시간 30분 동안 냉장 보관합니다. 타이머가 멈추면 가방을 꺼내서 엽니다. 어린 양을 제거하고 종이 타월을 사용하여 두드려 말립니다. 횃불로 황금빛 갈색이 될 때까지 굽습니다. 양고기에 바질 치미추리를 붓습니다. 찐 채소를 곁들여 드십시오.

풍미있는 Harissa 양고기 케밥

준비 + 요리 시간: 2시간 30분 | 인분: 10

재료

올리브 오일 3큰술

4 tsp 레드 와인 식초

칠리 페이스트 2큰술

다진 마늘 2쪽

간 커민 1½ tsp

1½ tsp 고수 가루

1 작은 술 뜨거운 파프리카

맛볼 소금

뼈없는 양고기 어깨살 1½파운드

껍질을 벗기고 다진 오이 1개

½ 레몬의 풍미와 주스

그릭 스타일 요거트 1컵

지도

수조를 준비하고 수비드를 넣습니다. 화씨 134도로 설정합니다. 올리브 오일 2큰술, 식초, 칠리, 마늘, 커민, 고수풀, 파프리카, 소금을 섞습니다. 진공 밀봉 가능한 백에 양고기와 소스를 넣습니다. 물 치환 방식으로 공기를 빼내고 봉지를 밀봉하여 욕조에 담급니다. 2시간 동안 요리합니다.

타이머가 멈추면 양고기를 꺼내 키친타올로 두드려 물기를 제거합니다. 요리 주스를 버리십시오. 작은 그릇에 오이, 레몬 껍질과 주스, 요거트, 다진 마늘을 섞습니다. 따로. 꼬치에 양고기를 채우고 돌돌 말아주세요.

프라이팬에 기름을 두르고 센불로 달군 뒤 꼬챙이를 한 면당 1~2분씩 굽는다. 레몬 마늘 소스를 얹고 서빙합니다.

바삭한 양파를 곁들인 달콤한 겨자 돼지고기

준비 + 요리 시간: 48시간 40분 | 인분: 6

재료

케첩 1큰술

허니 머스터드 4큰술

간장 2큰술

돼지 어깨살 2¼파운드

얇은 고리 모양으로 자른 큰 단 양파 1개

우유 2컵

다목적 밀가루 1½ 컵

과립 양파 가루 2티스푼

파프리카 1티스푼

맛볼 소금과 후추

튀김용 식물성 기름 4컵

지도

수조를 준비하고 수비드를 넣습니다. 화씨 159도로 설정합니다.

머스타드, 간장, 케첩을 잘 섞어 페이스트를 만듭니다. 돼지고기에 소스를 바르고 진공 밀봉 가능한 백에 넣습니다. 물 치환법으로 공기를 빼내고 봉지를 밀봉하여 수조에 담근다. 48시간 동안 요리합니다.

양파 만들기: 그릇에 양파 링을 분리합니다. 그 위에 우유를 붓고 1시간 동안 식힙니다. 밀가루, 양파 가루 파프리카, 소금 한 꼬집, 후추를 섞습니다.

프라이팬에 기름을 375F로 가열합니다. 양파의 물기를 빼고 밀가루 혼합물에 깊이를 더합니다. 잘 흔들어 프라이팬에 옮겨 담는다. 2분 동안 또는 바삭해질 때까지 튀깁니다. 베이킹 시트로 옮기고 키친 타월로 두드려 말립니다. 나머지 양파로 과정을 반복하십시오.

타이머가 멈추면 돼지고기를 꺼내 도마로 옮기고 잘게 찢을 때까지 잡아당깁니다. 요리 주스를 예약하고 중불로 뜨거운 냄비에 옮기고 줄어들 때까지 5 분 동안 요리하십시오. 돼지고기에 소스를 얹고 바삭한 양파로 장식합니다.

맛있는 바질 & 레몬 돼지 갈비

준비 + 요리 시간: 1시간 15분 | 인분: 4

재료

버터 4큰술

뼈없는 돼지갈비 4인분

맛볼 소금과 후추

레몬 1개의 제스트와 즙

다진 마늘 2쪽

월계수 잎 2장

신선한 바질 가지 1개

지도

수조를 준비하고 수비드를 넣습니다. 141F로 설정하고 소금과 후추로 간을 합니다.

레몬 껍질과 주스, 마늘, 월계수 잎, 바질, 버터 2큰술을 진공 밀봉 가능한 백에 찹과 함께 넣습니다. 물 치환법으로 공기를 빼내고 봉지를 밀봉하여 수조에 담근다. 1시간 동안 조리합니다.

타이머가 멈추면 다진 고기를 꺼내 키친타올로 두드려 물기를 제거합니다. 허브를 예약하십시오. 프라이팬에 남은 버터를 중불로 가열하고 한 면당 1~2분 동안 굽습니다.

중국 소스를 곁들인 아기 갈비

준비 + 요리 시간: 4시간 25분 | 인분: 4

재료

호이신 소스 1/3컵

진한 간장 1/3컵

설탕 1/3컵

꿀 3큰술

백식초 3큰술

발효 된장 1큰술

참기름 2티스푼

다진 마늘 2쪽

1인치 조각 신선한 강판 생강

오향 가루 1 ½ tsp

맛볼 소금

½ tsp 신선한 간 후추

3파운드 베이비 백 립

서빙을 위한 실란트로 잎

지도

수조를 준비하고 수비드를 넣습니다. 168F로 설정합니다.

볼에 해선장, 진간장, 설탕, 백식초, 꿀, 된장, 참기름, 오향분, 소금, 생강, 백후추를 넣고 섞는다. 혼합물의 1/3을 남겨두고 식히십시오.

혼합물로 갈비뼈를 닦고 진공 밀봉 가능한 백 3개에 나누어 담습니다. 물 치환 방법으로 공기를 방출하고 봉지를 밀봉하고 수조에 담급니다. 4시간 동안 요리합니다.

오븐을 화씨 400도로 예열합니다. 타이머가 멈추면 갈비뼈를 제거하고 남은 혼합물을 솔질합니다. 베이킹 트레이로 옮기고 오븐에 넣습니다. 3분간 굽습니다. 꺼내서 5분간 휴지시켜주세요.

실란트로로 랙과 상단을 자릅니다.

돼지고기 콩 스튜

준비 + 요리 시간: 7시간 20분 | 인분: 8)

재료

식물성 기름 2큰술

버터 1큰술

깍뚝썰기한 돼지고기 등심 1개

맛볼 소금과 후추

냉동 진주 양파 2컵

다진 큰 파스닙 2개

다진 마늘 2쪽

다목적 밀가루 2큰술

드라이 화이트 와인 1컵

치킨스톡 2컵

물기를 빼고 헹군 흰콩 1캔

신선한 로즈마리 가지 4개

월계수 잎 2장

지도

수조를 준비하고 수비드를 넣습니다. 138F로 설정합니다.

버터와 기름을 두르고 붙지 않는 팬을 고열로 가열합니다. 돼지고기를 넣습니다. 후추와 소금으로 간을 합니다. 7분간 조리합니다. 양파를 넣고 5분간 끓인다. 거품이 날 때까지 마늘과 포도주를 섞는다. 콩, 로즈마리, 육수, 월계수 잎을 넣고 저어주세요. 열에서 제거하십시오.

돼지고기를 진공 밀봉 가능한 봉투에 넣습니다. 물 치환법으로 공기를 빼내고 봉지를 밀봉하여 수조에 담근다. 7시간 동안 요리합니다. 타이머가 멈추면 백을 꺼내 그릇에 옮깁니다. 로즈마리로 장식합니다.

저크 포크 립

준비 + 요리 시간: 20시간 10분 | 인분: 6

재료:

5파운드(2) 베이비 백 돼지 갈비, 풀 랙

저크 시즈닝 믹스 ½컵

지도:

수욕조를 만들어 수비드를 넣고 화씨 145도로 맞춘다. 랙을 반으로 잘라 저크 시즈닝 반으로 간을 맞춘다. 진공 밀봉이 가능한 별도의 랙에 랙을 배치합니다. 물 치환 방법으로 공기를 방출하고 봉지를 밀봉하고 수조에 담급니다. 타이머를 20시간으로 설정합니다.

증발을 줄이기 위해 수조를 가방으로 덮고 물이 마르지 않도록 3 시간마다 물을 추가하십시오. 타이머가 멈추면 가방을 꺼내 봉인을 풉니다. 호일 베이킹 시트에 갈비뼈를 옮기고 브로일러를 최고로 예열합니다. 남은 저크 양념으로 갈비를 문질러 육계에 넣습니다.

5분 동안 굽습니다. 단일 갈비뼈로 슬라이스.

발사믹 돼지갈비

준비 + 요리 시간: 1시간 15분 | 인분: 5

재료:

돼지갈비 2파운드

다진 마늘 3쪽

말린 바질 ½작은술

½ tsp 말린 타임

발사믹 식초 ¼컵

맛볼 소금과 후추

엑스트라 버진 올리브 오일 3큰술

지도:

수조를 준비하고 수비드를 넣고 158F로 설정합니다. 돼지 갈비에 소금과 후추를 충분히 뿌립니다. 따로.

작은 그릇에 식초와 올리브 오일 1큰술, 타임, 바질, 마늘을 섞습니다. 잘 저어 고기 위에 혼합물을 고르게 펴 바릅니다. 진공 밀봉이 가능한 대형 백에 넣고 밀봉합니다. 밀폐된 봉지를 수조에 담그고 1시간 동안 익힌다.

타이머가 멈추면 봉지에서 돼지 갈비를 꺼내 두드려 말립니다. 중간 크기의 팬에 남은 올리브 오일을 센 불로 가열합니다. 갈비를 한 면당 1분 동안 또는 황금빛 갈색이 될 때까지 굽습니다. 요리 주스를 넣고 3-4분 동안 또는 걸쭉해질 때까지 끓입니다.

코코넛 땅콩 소스를 곁들인 뼈없는 돼지 갈비

준비 + 요리 시간: 8시간 30분 | 인분: 3

재료:

코코넛 밀크 ½컵

2 ½ 큰술 땅콩 버터

간장 2큰술

설탕 1큰술

3인치 신선한 레몬그라스

후추 소스 1 ½큰술

껍질을 벗긴 생강 1½인치

마늘 3쪽

참기름 2 ½ tsp

뼈없는 돼지 갈비 13온스

지도:

수조를 준비하고 수비드를 넣습니다. 화씨 135도로 설정합니다. 돼지 갈비와 실란트로를 제외하고 목록에 있는 모든 재료를 블렌더에 넣고 부드러운 반죽이 될 때까지 갈아줍니다.

진공 밀봉 가능한 백에 갈비를 넣고 소스를 넣습니다. 물 치환 방식으로 공기를 빼내고 백을 밀봉하십시오. 수조에 넣고 타이머를 8시간으로 설정합니다.

타이머가 멈추면 봉지를 꺼내 봉인을 풀고 갈비뼈를 꺼냅니다. 접시에 옮기고 따뜻하게 유지하십시오. 프라이팬을 중불에 놓고 봉지의 소스를 붓습니다. 5분 동안 끓이다가 불을 줄이고 12분 동안 끓입니다.

갈비를 넣고 소스를 입힙니다. 6분간 끓입니다. 찐 채소를 곁들여 드십시오.

라임 마늘 돼지고기 안심

준비 + 요리 시간: 2시간 15분 | 인분: 2

재료:

마늘가루 2큰술

간 커민 2큰술

말린 타임 2큰술

말린 로즈마리 2큰술

라임 바다 소금 1꼬집

은색 껍질을 제거한 돼지고기 안심 2(3파운드)

올리브 오일 2큰술

무염 버터 3큰술

지도:

수욕조를 만들어 수비드를 넣고 화씨 140도로 맞춘다. 볼에 커민, 마늘가루, 타임, 라임소금, 로즈마리, 라임소금을 넣고 골고루 섞는다. 돼지고기에 올리브 오일을 바르고 소금과 커민 허브 혼합물로 문지릅니다.

진공 밀봉이 가능한 두 개의 별도 백에 돼지고기를 넣습니다. 물 치환법으로 공기를 빼내고 백을 밀봉합니다. 수조에 담그고 타이머를 2시간으로 맞춥니다.

타이머가 멈추면 가방을 꺼내 봉인을 풉니다. 돼지고기를 꺼내 종이 타월로 두드려 물기를 제거합니다. 가방에 있는 주스를 버립니다. 무쇠 팬을 센 불로 예열하고 버터를 넣습니다. 돼지고기에 넣고 황금빛 갈색이 될 때까지 굽습니다. 돼지고기를 도마 위에 올려놓습니다. 2인치 메달리온으로 자릅니다.

바베큐 돼지 갈비

준비 + 요리 시간: 1시간 10분 | 인분: 4

재료:

돼지 갈비 1파운드

마늘 가루 1티스푼

맛볼 소금과 후추

바비큐 소스 1컵

지도:

수욕조를 만들어 수비드를 넣고 화씨 140도로 맞춘다. 돼지갈비에 소금, 후추를 문질러 진공포장이 가능한 봉투에 넣고 공기를 빼고 밀봉한다. 물을 넣고 타이머를 1시간으로 맞춥니다.

타이머가 멈추면 가방을 꺼내 봉인을 풉니다. 갈비를 제거하고 바베큐 소스로 코팅하십시오. 따로. 그릴을 예열하십시오.

뜨거워지면 갈비를 5분 동안 굽는다. 선택한 딥과 함께 제공하십시오.

볶은 사과를 곁들인 메이플 안심

준비 + 요리 시간: 2시간 20분 | 인분: 4

재료

돼지고기 안심 1파운드

다진 신선한 로즈마리 1큰술

메이플 시럽 1큰술

후추 1티스푼

맛볼 소금

올리브 오일 1큰술

깍둑썰기한 사과 1개

얇게 썬 작은 샬롯 1개

¼ 컵 야채 국물

사과 사이다 ½작은술

지도

수조를 준비하고 수비드를 넣습니다. 135F로 설정합니다. 안심에서 껍질을 제거하고 반으로 자릅니다. 로즈마리, 메이플 시럽, 간 후추, 소금 1큰술을 섞습니다. 안심 위에 뿌린다. 진공 밀봉 가능한 백에 넣습니다. 물 치환법으로 공기를 빼내고 봉지를 밀봉하여 수조에 담근다. 2시간 동안 요리합니다.

타이머가 멈추면 백을 꺼내서 건조시킵니다. 요리 주스를 예약하십시오. 중불로 달군 프라이팬에 올리브 오일을 두르고 안심을 5분 동안 굽습니다. 따로.

불을 낮추고 사과, 로즈마리 스프링, 샬롯을 넣습니다. 소금으로 간을 하고 노릇해질 때까지 2-3분 동안 볶습니다. 식초, 국물 및 요리 주스를 추가하십시오. 3~5분 더 끓입니다. 안심을 메달로 자르고 사과 믹스와 함께 제공하십시오.

훈제 파프리카 삼겹살

준비 + 요리 시간: 24시간 15분 | 인분: 8

재료:

삼겹살 1파운드

훈제 파프리카 ½큰술

마늘 가루 ½작은술

고수 1티스푼

칠리 플레이크 ½작은술

맛볼 소금과 후추

지도:

수조를 준비하고 수비드를 넣습니다. 175F로 설정합니다. 작은 그릇에 모든 향신료를 넣고 이 혼합물을 삼겹살에 문지릅니다. 혼합물을 진공 밀봉 가능한 백에 넣습니다. 물 치환 방법으로 공기를 빼내고 봉지를 밀봉하고 수조에 담급니다. 타이머를 24시간으로 설정합니다.

다 익으면 봉지를 꺼내 냄비에 육수를 붓고 삼겹살을 접시에 담는다. 조리액이 반으로 줄어들 때까지 끓입니다. 돼지고기 위에 이슬비를 뿌린 후 제공합니다.

돼지고기 타코 카르니타스

준비 + 요리 시간: 3시간 10분 | 인분: 4

재료:

돼지 어깨살 2파운드

다진 마늘 3쪽

월계수잎 2장

다진 양파 1개

맛볼 소금과 후추

옥수수 토르티야

지도:

수조를 준비하고 수비드를 넣습니다. 185F로 설정합니다.

그동안 모든 양념을 섞어서 돼지고기 위에 문지릅니다. 월계수 잎, 양파, 마늘과 함께 진공 밀봉 가능한 백에 넣습니다. 물 치환 방법으로 공기를 빼내고 봉지를 밀봉하고 수조에 담급니다. 타이머를 3시간으로 맞춥니다.

완료되면 도마로 옮기고 포크 2개로 잘게 찢습니다. 옥수수 토르티야 사이에 나누어 서빙합니다.

겨자와 당밀 글레이즈를 곁들인 풍미 가득한 돼지고기

준비 + 요리 시간: 4시간 15분 | 인분: 6

재료

돼지고기 등심 구이 2파운드

월계수잎 1장

당밀 3온스

½ 온스 간장

꿀 ½온스

레몬 2개의 주스

레몬 껍질 2줄

다진 파 4개

마늘 가루 ½작은술

¼ tsp 디종 머스타드

올스파이스 간 것 ¼티스푼

으깬 옥수수 칩 1온스

지도

수조를 준비하고 수비드를 넣습니다. 142F로 설정합니다.

돼지 등심과 월계수 잎을 진공 밀봉 가능한 백에 넣습니다. 당밀, 간장, 레몬 껍질, 꿀, 파, 마늘 가루, 겨자, 피망을 넣고 잘 흔든다. 물 치환법으로 공기를 빼내고 봉지를 밀봉하여 수조에 담근다. 4시간 동안 요리합니다.

타이머가 멈추면 가방을 꺼냅니다. 남은 혼합물을 냄비에 붓고 줄어들 때까지 끓입니다. 돼지고기에 소스를 뿌린 다음 으깬 옥수수 칩을 얹습니다. 파로 장식합니다.

돼지목살구이

준비 + 요리 시간: 1시간 20분 | 인분: 8

재료:

뼈를 제거하고 2등분한 돼지 목살 2파운드

올리브 오일 4큰술

간장 2티스푼

바베큐 소스 2큰술

설탕 ½큰술

잎을 제거한 로즈마리 4줄기

잎을 제거한 백리향 4줄기

다진 마늘 2쪽

맛을 내기 위해 소금과 흰 후추

¼ tsp 레드 페퍼 플레이크

지도:

수욕조를 만들고 수비드를 넣고 140F로 설정합니다. 돼지고기에 소금과 후추를 문지릅니다. 진공 밀봉이 가능한 별도의 봉투 2개에 고기를 넣고 공기를 빼서 밀봉합니다. 수조에 넣고 타이머를 1시간으로 맞춥니다.

타이머가 멈추면 봉투를 꺼내 봉인을 풉니다. 나열된 나머지 성분을 혼합하십시오. 오븐을 화씨 425도로 예열합니다. 로스팅 팬에 돼지고기를 올리고 간장 혼합물을 돼지고기에 넉넉히 비벼줍니다. 오븐에서 15분간 굽는다. 돼지고기를 썰기 전에 식히십시오. 찐 채소를 곁들여 드십시오.

돼지 갈비

준비 + 요리 시간: 12시간 10분 | 인분: 4

재료:

돼지갈비 1인분

흑설탕 2큰술

바비큐 소스 ½컵

마늘가루 1큰술

파프리카 2큰술

맛볼 소금과 후추

양파가루 1큰술

지도:

수조를 준비하고 수비드를 넣습니다. 화씨 165도로 설정합니다.

돼지고기를 향신료와 함께 진공 밀봉 가능한 백에 넣습니다. 물 치환 방법으로 공기를 빼내고 봉지를 밀봉하고 수조에 담급니다.

타이머를 12시간으로 설정합니다.

타이머가 멈추면 봉지에서 갈비를 꺼내 바비큐 소스를 뿌립니다.

알루미늄 호일로 싸서 몇 분 동안 브로일러 아래에 두십시오. 즉시 봉사하십시오.

백리향 돼지 갈비

준비 + 요리 시간: 70분 | 인분: 4

재료:

돼지갈비 4개

신선한 백리향 2티스푼

올리브 오일 1큰술

맛볼 소금과 후추

지도:

수조를 준비하고 수비드를 넣습니다. 화씨 145도로 설정합니다. 진공 밀봉 가능한 백에 돼지고기와 나머지 재료를 섞습니다. 물 치환 방법으로 공기를 빼내고 봉지를 밀봉하고 수조에 담급니다. 타이머를 60분으로 맞춥니다. 완료되면 백을 제거하고 팬에서 각 면을 몇 초 동안 굽습니다.

돈까스

준비 + 요리 시간: 75분 | 인분: 6

재료:

다진 돼지고기 2파운드

빵가루 ½컵

달걀 1개

파프리카 1티스푼

맛볼 소금과 후추

밀가루 1큰술

버터 2큰술

지도:

수조를 준비하고 수비드를 넣습니다. 화씨 140도로 설정합니다. 돼지고기, 달걀, 파프리카, 밀가루, 소금을 섞습니다. 커틀릿 모양을 만들고 작은 진공 밀봉 백에 각각 넣습니다. 물 치환 방법으로 공기를 빼내고 봉지를 밀봉하고 수조에 담급니다. 타이머를 60분으로 맞춥니다.

타이머가 멈추면 가방을 꺼냅니다. 팬에 버터를 중불로 녹입니다. 커틀릿에 브래드크럼을 바르고 모든 면이 노릇해질 때까지 요리합니다. 봉사하고 즐기십시오.

세이지 & 사이다 찹스

준비 + 요리 시간: 70분 | 인분: 2

나성분

돼지갈비 2인분

다진 로즈마리 1줄기

맛볼 소금과 후추

다진 마늘 1쪽

하드 사이다 1컵

세이지 1티스푼

식물성 기름 1큰술

설탕 1큰술

지도

수조를 준비하고 수비드를 넣습니다. 138F로 설정합니다.

그릇에 소금, 후추, 세이지, 로즈마리, 마늘을 섞습니다. 이 혼합물로 갈비를 문지르고 진공 밀봉 가능한 백에 넣습니다. 하드 사이다 1/4컵을 추가합니다. 물 치환법으로 공기를 빼내고 봉지를 밀봉하여 수조에 담근다. 45분간 조리합니다.

완료되면 가방을 제거하십시오. 중불로 달군 팬에 기름을 두르고 야채를 볶는다. 갈비를 넣고 황금색이 될 때까지 굽습니다. 5분간 휴식을 취하세요. 사이다와 설탕 1컵과 함께 요리 주스를 프라이팬에 붓습니다. 녹을 때까지 계속 저어주세요. 봉사하려면 갈비 위에 소스를 얹으십시오.

로즈마리 돼지고기 안심

준비 + 요리 시간: 2시간 15분 | 인분: 4

재료:

돼지고기 안심 1파운드

마늘 2쪽

로즈마리 2줄기

말린 로즈마리 1큰술

맛볼 소금과 후추

올리브 오일 1큰술

지도:

수조를 준비하고 수비드를 넣습니다. 140F로 설정합니다. 고기에 소금, 로즈마리, 후추로 간을 하고 내부에 마늘과 로즈마리 스프링을 넣은 진공 밀봉 백에 넣습니다. 물 치환 방법으로 공기를 빼내고 봉지를 밀봉하고 수조에 담급니다. 타이머를 2시간으로 맞춥니다.

타이머가 멈추면 가방을 꺼냅니다. 팬에 기름을 두르고 중불로 가열합니다. 약 2분 동안 고기의 모든 면을 굽습니다.

진주양파를 곁들인 파프리카 판체타

준비 + 요리 시간: 1시간 50분 | 인분: 4

재료

껍질을 벗긴 진주 양파 1파운드

판체타 슬라이스 4개, 부숴서 익힌 것

백리향 1큰술

파프리카 1티스푼

지도

수조를 준비하고 수비드를 넣습니다. 186F로 설정합니다. 판체타, 진주 양파, 타임, 파프리카를 진공 밀봉 가능한 백에 넣습니다. 수치환법으로 공기를 빼내고 봉지를 밀봉하여 수조에 담근다. 90분간 조리합니다. 완료되면 백을 제거하고 요리 주스를 버립니다.

감자 퓨레를 곁들인 토마토 돼지 갈비

준비 + 요리 시간: 5시간 40분 | 인분: 4

재료

껍질을 벗긴 돼지 갈비 1파운드

맛볼 소금과 후추

소고기 육수 1컵

½ 컵 토마토 소스

1인치 주사위 모양으로 자른 셀러리 1줄기

4등분 샬롯 1개

신선한 타임 3줄기

붉은 으깬 감자 1온스

지도

수조를 준비하고 수비드를 넣습니다. 182F로 설정합니다.

갈비에 소금과 후추를 뿌린 다음 진공 밀봉 가능한 백에 넣습니다. 육수, 토마토 소스, 샬롯, 위스키, 셀러리, 타임을 넣습니다. 물 치환법으로 공기를 빼내고 봉지를 밀봉하여 수조에 담근다. 5시간 동안 요리합니다.

타이머가 멈추면 갈비를 제거하고 접시에 옮깁니다. 요리 액체를 예약하십시오. 냄비를 센 불로 가열하고 물기를 뺀 주스를 붓습니다. 끓이다. 열을 줄이고 20분 동안 저어줍니다. 그런 다음 갈비를 넣고 2-3분 더 끓입니다. 감자 퓨레와 함께 제공하십시오.

계란과 바삭한 판체타를 곁들인 토스트

준비 + 요리 시간: 70분 | 인분: 2

재료

큰 달걀 노른자 4개

판체타 2조각

구운 빵 4조각

방향

수조를 준비하고 수비드를 넣습니다. 143F로 설정합니다. 계란 노른자를 진공 밀봉 백에 넣습니다. 물 치환 방법으로 공기를 빼내고 봉지를 밀봉하고 수조에 담급니다. 60분간 조리합니다.

한편, 판체타를 조각으로 자르고 바삭해질 때까지 볶습니다. 베이킹 시트로 옮깁니다. 타이머가 멈추면 노른자를 제거하고 구운 빵 위에 옮깁니다. 판체타를 얹고 서빙합니다.

스위트 파파야 소스를 곁들인 매콤한 안심

준비 + 요리 시간: 2시간 45분 | 인분: 4

나성분

가벼운 육수 설탕 ¼컵

올스파이스 가루 1큰술

카이엔 고추 ½작은술

계피 가루 ¼티스푼

¼ tsp 다진 정향

맛볼 소금과 후추

돼지고기 안심 2파운드

카놀라유 2큰술

씨를 빼고 껍질을 벗긴 파파야 2개, 잘게 다진 것

다진 신선한 고수 ¼컵

씨를 빼고 꼭지를 제거하고 잘게 썬 빨간 피망 1개

잘게 다진 붉은 양파 3큰술

라임즙 2큰술

씨를 제거하고 다진 작은 할라피뇨 고추 1개

지도

수조를 준비하고 수비드를 넣습니다. 화씨 135도로 설정합니다. 설탕, 피망, 계피, 카이엔, 정향, 커민, 소금, 후추를 섞습니다. 안심 위에 뿌린다.

중불로 달군 팬에 기름을 두르고 안심을 5분간 굽습니다. 접시에 옮기고 10분간 휴지시킵니다. 진공 밀봉 가능한 백에 넣습니다. 물 치환 방법으로 공기를 빼내고 봉지를 밀봉하고 수조에 담급니다. 2시간 동안 요리합니다.

타이머가 멈추면 안심을 제거하고 10분간 휴지시킵니다. 그들을 슬라이스. 소스로 파파야, 고수, 피망, 양파, 라임 주스, 할라피뇨를

섞습니다. 안심을 제공하고 소스를 얹습니다. 소금과 후추를 뿌려

서빙합니다.

파를 곁들인 맛있는 감자 & 베이컨

준비 + 요리 시간: 1시간 50분 | 인분: 6

재료

얇게 썬 황갈색 감자 1 ½ 파운드

치킨 스톡 ½컵

맛볼 소금과 후추

두꺼운 조각으로 자른 베이컨 4온스

다진 양파 ½컵

사과식초 1/3컵

얇게 썬 파 4개

지도

수조를 준비하고 수비드를 넣습니다. 화씨 186도로 설정합니다. 진공 밀봉이 가능한 백에 감자를 넣습니다. 소금과 후추로 간을 맞춘다. 물 치환 방법으로 공기를 빼내고 봉지를 밀봉하고 수조에 담급니다. 1시간 30분 동안 끓인다. 완료되면 감자를 접시에 담습니다.

프라이팬을 중불로 가열하고 베이컨을 5분 동안 익힙니다. 베이킹 시트로 옮깁니다. 같은 프라이팬에 양파를 1분간 볶습니다. 감자, 익힌 베이컨, 식초를 넣습니다. 끓을 때까지 요리하십시오. 파를 넣고 소금과 후추로 간을 합니다.

바삭한 돼지갈비

준비 + 요리 시간: 1시간 15분 | 인분: 3

재료

돼지등심 3인분

맛볼 소금과 후추

밀가루 1컵

세이지 1티스푼

달걀 2개

갈비를 코팅하기위한 Panko 부스러기

지도

수조를 준비하고 수비드를 넣습니다. 138F로 설정합니다. 등심을 지방 없이 슬라이스로 자릅니다. 세이지, 소금, 후추로 간을 합니다. 진공 밀봉 가능한 백에 넣습니다. 물 치환 방법으로 공기를 빼내고 봉지를 밀봉하고 수조에 담급니다. 1시간 동안 조리합니다.

타이머가 멈추면 갈비를 꺼내서 말립니다. 허리를 밀가루에 담근 다음 계란에 담근 다음 마지막으로 판코 빵가루에 담급니다. 모든 조각에 대해 이 과정을 반복합니다. 프라이팬에 기름을 450F 이상으로 가열하고 갈비를 1분 동안 볶습니다. 냉각 및 슬라이스를 허용합니다. 쌀과 야채와 함께 제공하십시오.

배와 당근을 곁들인 달콤한 돼지 갈비

준비 + 요리 시간: 4시간 15분 | 인분: 2

재료

뼈없는 돼지갈비 2인분

맛볼 소금과 후추

세이지 잎 10장

다진 당근 2컵

잘게 썬 배 1개

사과 사이다 식초 1큰술

올리브 오일 1티스푼

꿀 1티스푼

½ 레몬 주스

다진 신선한 파슬리 2큰술

버터 1큰술

지도

갈비는 소금과 후추로 간을 합니다. 갈비 위에 세이지 잎을 놓고 휴식을 취하십시오. 수조를 준비하고 수비드를 넣습니다. 134F로 설정합니다. 진공 밀봉 가능한 백에 찹을 넣습니다. 물 치환 방법으로 공기를 빼내고 봉지를 밀봉하고 수조에 담급니다. 2시간 동안 요리합니다.

돼지고기 버섯 라면

준비 + 요리 시간: 24시간 15분 | 인분: 2

재료

익혀 물기를 뺀 라면 8온스

¾파운드 돼지고기 어깨살

치킨스톡 6컵

팽이버섯 1컵

간장 2티스푼

다진 마늘 2쪽

다진 생강 2티스푼

참기름 2티스푼

얇게 썬 파 2개

지도

수조를 준비하고 수비드를 넣습니다. 화씨 158도로 설정합니다. 진공 밀봉 가능한 백에 돼지고기를 넣습니다. 수치환법으로 공기를 빼내고 봉지를 밀봉하여 수조에 담근다. 24시간 동안 요리하십시오.

타이머가 멈추면 돼지고기를 꺼내어 잘게 썬다. 뜨거운 냄비에 닭고기 육수, 간장, 마늘, 버섯을 넣습니다. 10분간 끓입니다. 라면에 육수를 붓고 돼지고기를 얹는다. 참기름을 뿌린 후 파로 장식하여 제공합니다.

아보카도 딥을 곁들인 맛있는 안심

준비 + 요리 시간: 2시간 10분 | 인분: 3

재료

돼지고기 안심 1개

아보카도 버터 1병

신선한 로즈마리 가지

맛볼 소금과 후추

지도

수조를 준비하고 수비드를 넣습니다. 화씨 146도로 설정합니다. 안심을 소금과 후추로 간을 합니다. 아보카도 버터를 바르고 진공 밀봉 가능한 백에 넣습니다. 로즈마리 스프링을 추가합니다. 물 치환 방법으로 공기를 빼내고 봉지를 밀봉하고 수조에 담급니다. 2시간 동안 요리합니다.

타이머가 멈추면 안심을 꺼내서 말립니다. 소금과 후추로 간을 하고 아보카도 버터를 더 넣고 뜨거운 프라이팬에서 굽습니다. 조각으로 자르고 봉사하십시오.

매콤한 파인애플 소스를 곁들인 허비 안심

준비 + 요리 시간: 2시간 45분 | 인분: 4

재료

¼ 컵 밝은 갈색 설탕

올스파이스 가루 1큰술

카이엔 고추 ½작은술

¼ tsp 다진 정향

커민 가루 ¼티스푼

맛볼 소금

돼지고기 안심 1파운드

카놀라유 2큰술

잘게 썬 파인애플 2개

씨를 뿌린 빨간 피망 1개

다진 신선한 실란트로 ¼컵

잘게 썬 붉은 양파 3큰술

라임즙 2큰술

씨를 제거하고 잘게 썬 할라피뇨 1개

지도

수조를 준비하고 수비드를 넣습니다. 화씨 135도로 설정합니다.

흑설탕, 카이엔, 올스파이스, 정향, 소금, 커민, 후추를 섞습니다. 혼합물을 돼지고기 위에 붓습니다. 중불로 달군 팬에 기름을 두르고 돼지고기를 5분간 볶는다. 진공 밀봉 가능한 백에 넣습니다. 물 치환법으로 공기를 빼내고 봉지를 밀봉하여 수조에 담근다. 2시간 동안 요리합니다. 타이머가 멈추면 돼지고기를 꺼내고 10분간 휴지시킵니다.

살사의 경우 파인애플, 피망, 양파, 실란트로, 라임 주스, 할라피뇨를 섞습니다. 돼지고기를 썰어 소스를 얹어 제공합니다.

허브를 곁들인 파프리카 안심

준비 + 요리 시간: 2시간 20분 | 인분: 4

재료

다듬은 돼지고기 안심 1파운드

맛볼 소금과 후추

다진 신선한 바질 1큰술 + 서빙용 추가

다진 신선한 파슬리 1큰술 + 서빙용 추가

파프리카 1큰술

버터 2큰술

지도

수조를 준비하고 수비드를 넣습니다. 134F로 설정합니다.

허브 혼합물의 경우 바질, 파프리카, 파슬리를 섞습니다. 안심을 소금, 후추, 허브 혼합물로 간을 합니다. 진공 밀봉 가능한 백에 넣습니다. 버터 1큰술을 넣습니다. 물 치환 방법으로 공기를 빼내고 봉지를 밀봉하고 수조에 담급니다. 2시간 동안 요리합니다.

완료되면 안심을 제거하고 가열된 버터와 허브 혼합 프라이팬으로 옮깁니다. 각 면을 1~2분 동안 굽습니다. 제거하고 5분간 휴지시킵니다. 안심을 메달리온으로 자릅니다.

피망 & 당근 돼지 갈비

준비 + 요리 시간: 1시간 15분 | 인분: 3

재료

돼지갈비 4개

다진 붉은 피망 1개

다진 노란 양파 1개

다진 당근 1개

고수 ¼컵

맛볼 소금과 후추

식물성 기름 2큰술

지도

수조를 준비하고 수비드를 넣습니다. 화씨 138도로 설정합니다.

돼지고기를 소금으로 간을 하고 진공 밀봉 가능한 백에 넣습니다.

물 치환법으로 공기를 빼내고 봉지를 밀봉하여 수조에 담근다. 1시간 동안 조리합니다.

프라이팬에 기름을 두르고 중불에서 양파, 당근, 피망을 볶습니다. 실란트로를 넣고 따로 보관하십시오. 타이머가 멈추면 돼지고기를 꺼내 뜨거운 프라이팬에 옮겨 한 면당 1분씩 굽습니다. 조각으로 자르고 채소와 함께 제공하십시오.

쌀과 생강을 곁들인 아시안 스타일 돼지고기

준비 + 조리 시간: 2시간 10분 | 인분: 4

재료

현미 1컵

치킨스톡 8컵

다진 돼지고기 1파운드

다진 신선한 생강 1큰술

다진 신선한 마늘 1작은술

코코넛 오일 1큰술

바질 쉬포네이드 1컵

맛볼 소금과 후추

지도

수조를 준비하고 수비드를 넣습니다. 화씨 192도로 설정합니다. 진공 밀봉이 가능한 백에 쌀을 넣습니다. 물 치환법으로 공기를 빼내고 봉지를 밀봉하여 수조에 담근다. 1시간 30분 동안 끓인다.

타이머가 멈추면 밥을 치우고 소금과 후추로 간을 합니다. 프라이팬을 중불로 가열하고 돼지고기, 마늘, 생강을 익힙니다. 열에서 제거하고 바질을 넣습니다. 소금과 후추로 간을 맞춘다. 생강 돼지 고기 믹스와 함께 그릇에 밥을 제공하십시오.

달콤한 레몬그라스 돼지갈비

준비 + 요리 시간: 2시간 20분 | 인분: 2

재료

코코넛 오일 2큰술

얇게 썬 레몬그라스 1줄기

다진 샬롯 1큰술

타마리 소스 1큰술

미린 1큰술

막걸리 식초 1큰술

연한 갈색 설탕 1큰술

다진 신선한 생강 1티스푼

생선 소스 1티스푼

맛볼 소금

돼지갈비 2인분

다진마늘 1티스푼

지도

수조를 준비하고 수비드를 넣습니다. 138F로 설정합니다.

푸드 프로세서에 코코넛 오일 1큰술, 레몬그라스, 타마리 소스, 샬롯, 식초, 미림, 황설탕, 마늘, 생선 소스, 생강, 소금을 넣습니다. 1분 동안 사용합니다.

돼지고기를 진공 밀봉 가능한 봉투에 넣습니다. 레몬그라스 혼합물을 넣습니다. 물 치환법으로 공기를 빼내고 봉지를 밀봉하여 수조에 담근다. 2시간 동안 요리합니다.

타이머가 중지되면 갈비를 제거하십시오. 그것을 말리십시오. 프라이팬에 기름 1큰술을 두르고 센 불로 달구고 갈비가 갈색이 될 때까지 굽습니다. 제공하다.

스위트 앤 사워 치킨 윙

준비 + 요리 시간: 2시간 15분 | 인분: 2

재료

닭날개 12개

맛볼 소금과 후추

1 컵 치킨 프라이 믹스

물 ½컵

타마리 소스 ½컵

다진 양파 ½개

다진 마늘 5쪽

생강 가루 2티스푼

흑설탕 2큰술

미린 ¼컵

장식용 참깨

옥수수 전분 슬러리(혼합 옥수수 전분 1큰술과 물 2큰술)

튀김용 올리브유

지도

수조를 준비하고 수비드를 넣습니다. 147F로 설정합니다.

닭 날개를 진공 밀봉 가능한 백에 넣고 소금과 후추로 간을 합니다. 물 치환법으로 공기를 빼내고 봉지를 밀봉하여 수조에 담근다. 2시간 동안 요리합니다. 타이머가 멈추면 가방을 꺼냅니다. 프라이팬을 기름으로 가열합니다.

그릇에 튀김 믹스 1/2컵과 물 1/2컵을 섞습니다. 남은 튀김 믹스를 다른 그릇에 붓습니다. 젖은 혼합물에 날개를 담근 다음 마른 혼합물에 담급니다. 바삭하고 황금빛 갈색이 될 때까지 1-2분 동안 볶습니다.

소스는 스튜 냄비를 가열하고 모든 재료를 붓습니다. 거품이 일 때까지 요리하십시오. 날개를 저어주세요. 참깨를 얹고 서빙합니다.

감귤류 닭가슴살

준비 + 요리 시간: 3시간 | 인분: 2

재료

갓 짜낸 오렌지 주스 1½큰술

갓 짜낸 레몬즙 1½큰술

흑설탕 1½큰술

페르노 1큰술

올리브 오일 1큰술

통곡물 1큰술

셀러리 씨앗 1티스푼

맛볼 소금

후추 ¾티스푼

닭가슴살 2개, 뼈째, 껍질 벗기기

손질하여 얇게 썬 회향 1개

껍질을 벗기고 얇게 썬 클레멘타인 2개

다진 딜

지도

수조를 준비하고 수비드를 넣습니다. 146F로 설정합니다.

그릇에 레몬 주스, 오렌지 주스, 페르노, 올리브 오일, 셀러리 씨, 황설탕, 겨자, 소금, 후추를 섞습니다. 잘 섞다. 닭가슴살, 얇게 썬 클레멘타인, 얇게 썬 회향을 진공 밀봉 가능한 백에 넣습니다. 오렌지 혼합물을 추가합니다. 물 치환법으로 공기를 빼내고 봉지를 밀봉하여 수조에 담근다. 2시간 30분 동안 끓인다. 타이머가 멈추면 봉지를 꺼내 내용물을 그릇에 옮깁니다. 닭의 물기를 빼고 육수를 가열된 냄비에 넣습니다.

거품이 일 때까지 약 5분간 조리합니다. 제거하고 닭고기에 넣습니다. 갈색이 될 때까지 6분간 조리합니다. 접시에 닭고기를 담고 소스를 뿌립니다. 딜과 회향 잎으로 장식합니다.

아티초크 박제 치킨

준비 + 요리 시간: 3시간 15분 | 인분: 6

재료:

닭가슴살 필레 2파운드, 버터플라이 컷

다진 아기 시금치 ½컵

다진 마늘 8쪽

아티초크 하트 10개

맛을 내기 위해 소금과 흰 후추

올리브 오일 4큰술

지도:

아티초크, 후추, 마늘을 푸드 프로세서에 넣습니다. 완전히 부드러워질 때까지 블렌딩합니다. 다시 펄싱하고 잘 섞일 때까지 오일을 서서히 첨가합니다.

같은 양의 아티초크 혼합물과 다진 아기 시금치를 각 가슴살에 채웁니다. 가슴살을 다시 함께 접고 나무 꼬챙이로 가장자리를 고정합니다. 소금과 백후추로 간을 하고 진공 밀봉이 가능한 별도의 백에 옮깁니다. 봉지를 밀봉하고 149F에서 3시간 동안 en Sous Vide로 요리합니다.

크리스피 치킨 베이컨 랩

준비 + 요리 시간: 3시간 15분 | 인분: 2

재료

닭가슴살 1개

판체타 2줄

디종 머스터드 2큰술

간 페코리노 로마노 치즈 1큰술

지도

수조를 준비하고 수비드를 넣습니다. 화씨 146도로 설정합니다. 닭고기와 소금을 섞습니다. 양면에 디종 머스터드를 곁들인 마리네이드. 페코리노 로마노 치즈를 얹고 판체타로 닭고기를 감쌉니다.

진공 밀봉 가능한 백에 넣습니다. 물 치환법으로 공기를 빼내고 봉지를 밀봉하여 수조에 담근다. 3시간 동안 요리합니다. 타이머가 멈추면 닭고기를 꺼내 두드려서 말립니다. 프라이팬을 중불로 가열하고 바삭해질 때까지 굽습니다.

선드라이 토마토를 곁들인 치킨

준비 + 요리 시간: 1시간 15분 | 인분: 3

재료:

껍질과 뼈를 제거한 닭가슴살 1파운드

선드라이 토마토 ½컵

생꿀 1티스푼

신선한 레몬즙 2큰술

잘게 썬 신선한 민트 1큰술

다진 샬롯 1큰술

올리브 오일 1큰술

맛볼 소금과 후추

지도:

닭가슴살은 흐르는 찬물에 헹구고 키친타올로 두드려 물기를 제거해주세요. 따로.

중간 그릇에 레몬 주스, 꿀, 민트, 샬롯, 올리브 오일, 소금, 후추를 섞습니다. 잘 섞일 때까지 함께 섞는다. 닭가슴살과 썬드라이토마토를 올려줍니다. 잘 코팅되도록 흔들어주세요. 모두 진공 밀봉이 가능한 대형 백에 옮깁니다. 봉투를 눌러 공기를 빼고 뚜껑을 밀봉합니다. 167F에서 1시간 동안 수비드 방식으로 조리합니다. 수조에서 꺼내 즉시 제공합니다.

간장을 곁들인 야채 치킨.

준비 + 요리 시간: 6시간 25분 | 인분: 4

재료

묶은 통뼈 치킨 1마리

1쿼트 저염 치킨 스톡

간장 2큰술

신선한 세이지 5줄기

말린 월계수 잎 2장

얇게 썬 당근 2컵

얇게 썬 셀러리 2컵

½ 온스 말린 버섯

버터 3큰술

지도

수조를 준비하고 수비드를 넣습니다. 화씨 149도로 설정합니다.

간장, 닭고기 육수, 허브, 채소, 닭고기를 섞습니다. 진공 밀봉 가능한 백에 넣습니다. 물 치환법으로 공기를 빼내고 봉지를 밀봉하여 수조에 담근다. 6시간 동안 요리합니다.

타이머가 멈추면 닭고기를 꺼내 채소의 물기를 뺍니다. 베이킹 시트로 말리십시오. 올리브 오일, 소금, 후추로 간을 합니다. 오븐을 450F로 가열하고 10분 동안 굽습니다. 냄비에 요리 주스를 저어줍니다. 열에서 제거하고 버터와 섞는다. 껍질을 벗긴 닭고기를 썰어 코셔 소금과 간 후추로 간을 합니다. 접시에 담습니다. 소스를 얹습니다.

헤이즐넛을 곁들인 중국식 치킨 샐러드

준비 + 요리 시간: 1시간 50분 | 인분: 4

재료

껍질과 뼈를 제거한 큰 닭가슴살 4개

맛볼 소금과 후추

꿀 ¼컵

간장 ¼컵

녹인 땅콩 버터 3큰술

참기름 3큰술

식물성 기름 2큰술

식초 4티스푼

½ tsp 훈제 파프리카

찢어진 빙산 양상추 1개

다진 파 3개

구운 헤이즐넛 ¼컵

구운 참깨 ¼컵

완탕 스트립 2컵

지도

수조를 준비하고 수비드를 넣습니다. 화씨 152도로 설정합니다.

닭고기에 소금과 후추를 넣고 섞어 진공 밀봉 백에 담습니다. 물 치환법으로 공기를 빼내고 봉지를 밀봉하여 수조에 담근다. 90분간 조리합니다.

그동안 꿀, 간장, 땅콩버터, 참기름, 식물성 기름, 식초, 파프리카를 섞는다. 부드러워질 때까지 저어줍니다. 냉장고에서 식히십시오.

타이머가 멈추면 닭고기를 꺼내 키친타올로 두드려 물기를 제거합니다. 요리 주스를 버리십시오. 닭고기를 작은 조각으로 자르고 샐러드 그릇에 옮깁니다. 상추, 파, 헤이즐넛을 넣습니다. 드레싱을 얹습니다. 참깨와 완탕 조각으로 장식합니다.

파프리카 치킨 런치

준비 + 요리 시간: 1시간 15분 | 인분: 2

재료

반으로 자른 뼈없는 닭가슴살 1개

맛볼 소금과 후추

맛볼 후추

파프리카 1큰술

마늘가루 1큰술

지도

수조를 준비하고 수비드를 넣습니다. 149F로 설정합니다. 닭고기의 물기를 빼고 베이킹 시트로 가볍게 두드려 말립니다. 마늘 가루, 파프리카, 후추, 소금으로 간을 합니다. 진공 밀봉 가능한 백에 넣습니다. 물 치환법으로 공기를 빼내고 밀폐하여 수조에 담근다. 1시간 동안 조리합니다. 타이머가 멈추면 닭고기를 꺼내 서빙합니다.

로즈마리 치킨 스튜

준비 + 요리 시간: 4시간 15분 | 인분: 2

재료

닭다리살 2개

다진 마늘 6쪽

통 후추 ¼티스푼

월계수 잎 2장

진한 간장 ¼컵

백식초 ¼컵

로즈마리 1큰술

지도

수조를 준비하고 수비드를 넣습니다. 165F로 설정합니다. 닭 허벅지살을 모든 재료와 결합합니다. 진공 밀봉 가능한 백에 넣습니다. 수치환법으로 공기를 빼내고 밀폐하여 수조에 담근다. 4시간 동안 요리합니다.

타이머가 중지되면 닭고기를 꺼내고 월계수 잎을 버리고 요리 주스를 보관하십시오. 중불로 달군 프라이팬에 카놀라유를 두르고 닭고기를 굽는다. 조리용 주스를 넣고 원하는 농도가 될 때까지 조리합니다. 소스를 걸러내고 닭고기를 얹습니다.

버섯을 곁들인 바삭한 치킨

준비 + 요리 시간: 1시간 15분 | 인분: 4

재료

뼈없는 닭가슴살 4개

판코 빵가루 1컵

얇게 썬 포토벨로 버섯 1파운드

백리향의 작은 무리

계란 2개

맛볼 소금과 후추

취향에 따라 카놀라유

지도

수조를 준비하고 수비드를 넣습니다. 화씨 149도로 설정합니다.

진공 밀봉 가능한 백에 닭고기를 넣습니다. 소금과 백리향으로 간을 합니다. 수치환법으로 공기를 빼내고 밀폐하여 수조에 담근다. 60분간 조리합니다.

한편 프라이팬을 중불로 가열합니다. 물이 증발할 때까지 버섯을 요리하십시오. 백리향 3-4 가지를 추가하십시오. 소금과 후추로 간을 맞춘다. 타이머가 멈추면 가방을 꺼냅니다.

기름을 두른 프라이팬을 중불로 가열합니다. 판코에 소금과 후추를 섞는다. 판코 믹스에 닭고기를 층층이 쌓습니다. 한 면당 1~2분씩 튀겨주세요. 버섯과 함께 제공하십시오.

버터넛 스쿼시를 곁들인 허비 치킨 요리

준비 + 요리 시간: 1시간 15분 | 인분: 2

재료

6 닭 안심

깍둑썰기하여 구운 버터넛 스쿼시 4컵

로켓 레터스 4컵

슬라이스 아몬드 4큰술

레몬 1개의 주스

올리브 오일 2큰술

다진 붉은 양파 4큰술

파프리카 1큰술

강황 1큰술

커민 1큰술

맛볼 소금

지도

수조를 준비하고 수비드를 넣습니다. 138F로 설정합니다.

닭고기와 모든 양념을 진공 밀봉 가능한 백에 넣습니다. 수치환법으로 공기를 빼내고 밀폐하여 수조에 담근다. 60분간 조리합니다.

타이머가 멈추면 봉지를 꺼내 뜨거운 프라이팬에 닭고기를 옮깁니다. 한 면당 1분 동안 굽습니다. 그릇에 나머지 재료를 섞습니다. 샐러드와 함께 닭고기를 제공하십시오.

땅콩 버터 소스를 곁들인 실란트로 치킨

준비 + 요리 시간: 1시간 40분 | 인분: 2

재료

닭가슴살 4개

혼합 샐러드 1봉지

고수 1단

오이 2개

당근 2개

완탕 포장지 1팩

튀김 용 기름

¼ 컵 땅콩 버터

라임 1개 즙

다진 실란트로 2큰술

마늘 3쪽

신선한 생강 2큰술

물 ½컵

백식초 2큰술

간장 1큰술

생선 소스 1티스푼

참기름 1티스푼

카놀라유 3큰술

지도

수조를 준비하고 수비드를 넣습니다. 149F로 설정합니다. 닭고기에 소금과 후추로 간을 하고 진공 밀봉 가능한 백에 넣습니다. 물 치환법으로 공기를 빼내고 봉지를 밀봉하여 수조에 담근다. 60분간 조리합니다. 오이, 실란트로, 당근을 잘게 썰어 샐러드와 결합합니다.

냄비를 350F로 가열하고 기름을 채웁니다. 완탕 포장지를 조각으로 자르고 바삭해질 때까지 볶습니다. 푸드 프로세서에 땅콩 버터, 라임 주스, 신선한 생강, 고수, 물, 백식초, 액젓, 간장, 참깨, 카놀라유를 넣습니다. 부드러워질 때까지 혼합합니다.

타이머가 종료되면 닭고기를 제거하고 뜨거운 프라이팬으로 옮깁니다. 한 면당 30초 동안 굽습니다. 완탕 스트립을 샐러드와 섞습니다. 닭고기를 슬라이스합니다. 샐러드 위에 제공하십시오. 드레싱을 뿌립니다.

치킨 & 리크 스튜

준비 + 요리 시간: 70분 | 인분: 4

재료

껍질없는 닭가슴살 6개

맛볼 소금과 후추

버터 3큰술

가로로 얇게 썬 대파 1개

판코 ½컵

다진 파슬리 2큰술

Copoundy 잭 치즈 1온스

올리브 오일 1큰술

지도

수조를 준비하고 수비드를 넣습니다. 146F로 설정합니다.

진공 밀봉 가능한 백에 닭가슴살을 넣습니다. 소금과 후추로 간을 맞춘다. 수치환법으로 공기를 빼내고 밀폐하여 수조에 담근다. 45분간 조리합니다.

그 동안 프라이팬을 센 불로 달구고 버터를 두르고 부추를 익힙니다. 소금과 후추로 간을 맞춘다. 잘 섞다. 불을 낮추고 10분간 끓인다.

버터를 두른 프라이팬을 중불로 가열하고 판코를 넣습니다. 토스트까지 요리하십시오. 그릇에 옮기고 체다 치즈와 다진 파슬리를 섞습니다. 타이머가 멈추면 가슴을 떼어내고 두드려 말립니다. 팬을 센 불로 달구고 올리브 오일을 두르고 닭고기를 한 면당 1분씩 굽습니다. 부추 위에 서빙하고 팬코 믹스로 장식합니다.

겨자 닭다리

준비 + 요리 시간: 2시간 30분 | 인분: 4

재료

통닭다리 4개

맛볼 소금과 후추

올리브 오일 2큰술

얇게 썬 샬롯 2개

얇게 썬 마늘 3쪽

드라이 화이트 와인 ½컵

치킨스톡 1컵

통곡물 머스타드 ¼컵

1 컵 하프 앤 하프 크림

강황 1티스푼

다진 신선한 타라곤 2큰술

다진 신선한 타임 1큰술

지도

수조를 준비하고 수비드를 넣습니다. 화씨 172도로 설정합니다. 닭고기에 소금과 후추로 간을 합니다. 프라이팬에 올리브유를 두르고 센 불에서 닭다리살을 5~7분 굽는다. 따로.

같은 프라이팬에 샬롯과 마늘을 넣습니다. 5분간 조리합니다. 화이트 와인을 넣고 거품이 날 때까지 2분간 조리합니다. 치킨 스톡과 머스타드를 제거하고 붓습니다.

겨자 소스를 닭고기와 섞고 진공 밀봉 가능한 백에 넣습니다. 수치환법으로 공기를 빼내고 밀폐하여 수조에 담근다. 2시간 동안 요리합니다.

타이머가 멈추면 가방을 치우고 닭고기를 남겨둔 다음 요리용 액체를 분리합니다. 가열된 냄비에 요리용 액체와 반반 크림을 넣습니다. 거품이 일고 반이 증발할 때까지 요리합니다. 열에서 제거하고 타라곤, 심황, 백리향 및 닭 다리를 결합하십시오. 잘 섞다. 소금과 후추로 간을 하고 서빙합니다.

병아리콩을 곁들인 치즈 치킨 샐러드

준비 + 요리 시간: 1시간 30분 | 인분: 2

재료

뼈와 껍질을 제거한 닭가슴살 안심 6개

올리브 오일 4큰술

핫소스 2큰술

간 커민 1티스푼

밝은 갈색 설탕 1티스푼

계피 가루 1티스푼

맛볼 소금과 후추

물기를 뺀 병아리콩 1개

½ 컵 부서진 페타 치즈

½ 컵 부서진 케소 프레스코 치즈

½ 컵 찢어진 바질

갓 찢은 민트 ½컵

구운 잣 4티스푼

꿀 2티스푼

갓 짜낸 레몬즙 2티스푼

지도

수조를 준비하고 수비드를 넣습니다. 138F로 설정합니다. 닭가슴살, 올리브 오일 2큰술, 핫 소스, 황설탕, 커민, 계피를 진공 밀봉 백에 넣습니다. 소금과 후추로 간을 맞춘다. 물 치환법으로 공기를 빼내고 봉지를 밀봉하여 수조에 담근다. 75분 동안 조리합니다.

한편 그릇에 병아리콩, 바질, 케소 프레스코, 민트, 잣을 섞습니다. 꿀, 레몬즙, 올리브 오일 2큰술을 붓습니다. 소금과 후추로 간을 맞춘다. 타이머가 멈춘 후 닭고기를 꺼내어 한입 베어 물립니다. 요리 주스를 버리십시오. 샐러드와 닭고기를 저어 잘 섞어 서빙합니다.

레이어드 치즈 치킨

준비 + 요리 시간: 60분 | 인분: 2

재료

뼈와 껍질을 제거한 닭가슴살 2개

맛볼 소금과 후추

버터 2티스푼

상추 4컵

얇게 썬 큰 토마토 1개

얇게 썬 체다 치즈 1온스

다진 붉은 양파 2큰술

신선한 바질 잎

올리브 오일 1큰술

서빙용 레몬 웨지 2개

지도

수조를 준비하고 수비드를 넣습니다. 146F로 설정합니다.

진공 밀봉 가능한 백에 닭고기를 넣습니다. 소금과 후추로 간을 맞춘다. 물 치환법으로 공기를 빼내고 봉지를 밀봉하여 수조에 담근다. 45분간 조리합니다.

타이머가 멈추면 닭고기를 꺼내고 육즙을 버립니다. 프라이팬을 버터로 센 불로 가열합니다. 닭고기가 갈색이 될 때까지 굽습니다. 서빙 접시로 옮깁니다. 치킨 사이에 상추를 올리고 토마토, 적양파, 체다치즈, 바질을 얹습니다. 올리브 오일, 소금, 후추를 뿌린다. 레몬 웨지와 함께 제공하십시오.

중국식 치킨

준비 + 요리 시간: 1시간 35분 | 인분: 6

재료

뼈와 껍질을 제거한 닭가슴살 1½파운드

잘게 썬 양파 ¼컵

우스터셔 소스 2큰술

꿀 1큰술

참기름 1티스푼

다진 마늘 1쪽

¾ tsp 중국 오향 가루

지도

수조를 준비하고 수비드를 넣습니다. 146F로 설정합니다.

닭고기, 양파, 꿀, 우스터 소스, 참기름, 마늘, 오향을 진공 밀봉 가능한 백에 넣습니다. 물 치환법으로 공기를 빼내고 봉지를 밀봉하여 수조에 담근다. 75분 동안 조리합니다. 프라이팬을 중불로 가열합니다. 타이머가 멈추면 봉지를 꺼내 프라이팬에 넣습니다. 황금빛 갈색이 될 때까지 5분간 굽습니다. 닭고기를 메달리온으로 자릅니다.

오레가노 치킨 미트볼

준비 + 요리 시간: 2시간 20분 | 인분: 4

재료

다진 닭고기 1파운드

올리브 오일 1큰술

다진 마늘 2쪽

다진 신선한 오레가노 1티스푼

맛볼 소금

커민 1큰술

½ tsp 간 레몬 제스트

후추 ½작은술

판코 빵가루 ¼컵

레몬 웨지

지도

수조를 준비하고 수비드를 넣습니다. 화씨 146도로 설정합니다. 그릇에 다진 닭고기, 마늘, 올리브 오일, 오레가노, 레몬 제스트, 커민, 소금, 후추를 넣습니다. 손으로 최소 14개의 미트볼을 만드십시오. 미트볼을 진공 밀봉 가능한 백에 넣습니다. 물 치환법으로 공기를 빼내고 봉지를 밀봉하여 수조에 담근다. 2시간 동안 요리합니다.

타이머가 멈추면 봉지를 꺼내 미트볼을 호일을 깐 과자 굽는 판에 옮깁니다. 프라이팬을 중불로 가열하고 미트볼을 7분 동안 굽습니다. 레몬 웨지를 얹습니다.

라이스 & 베리 로디드 코니쉬 헨

준비 + 요리 시간: 4시간 40분 | 인분: 2

재료

코니쉬 게임 암탉 2마리

버터 4큰술 + 추가 1큰술

얇게 썬 표고버섯 2컵

잘게 다진 부추 1컵

다진 피칸 ¼컵

다진 신선한 타임 1큰술

익힌 야생 쌀 1컵

말린 크랜베리 ¼컵

꿀 1큰술

지도

수조를 준비하고 수비드를 넣습니다. 화씨 149도로 설정합니다.

프라이팬에 버터 4큰술을 중불로 가열하고 녹으면 버섯, 타임, 부추, 피칸을 넣습니다. 5-10분 동안 조리합니다. 쌀과 크랜베리를 넣으십시오. 열에서 제거하십시오. 10분간 식힙니다. 혼합물로 암탉 구멍을 채웁니다. 다리를 트러스.

암탉을 진공 밀봉 가능한 백에 넣습니다. 수치환법으로 공기를 빼내고 봉지를 밀봉하여 수조에 담근다. 4시간 동안 요리합니다. 팬을 센 불로 가열합니다. 그릇에 꿀과 녹인 버터 1큰술을 섞습니다. 암탉 위에 붓는다. 2분 동안 암탉을 굽고 서빙합니다.

체시 롤 치킨

준비 + 요리 시간: 1시간 45분 | 인분: 2

재료

닭가슴살 1개

크림 치즈 ¼컵

잘게 썬 구운 고추 ¼컵

느슨하게 포장된 아루굴라 ½컵

프로슈토 6조각

맛볼 소금과 후추

기름 1큰술

지도

수조를 준비하고 수비드를 넣습니다. 화씨 155도로 설정합니다. 닭고기의 물을 빼고 아주 걸쭉해질 때까지 치십시오. 그런 다음 반으로 자르고 소금과 후추로 간을 합니다. 크림치즈 2큰술을 바르고 그 위에 구운 홍고추와 루꼴라를 올린다.

가슴살을 초밥처럼 말아주고 프로슈토를 3겹 올려 가슴살을 말아줍니다. 진공 밀봉 가능한 백에 넣습니다. 수치환법으로 공기를 빼내고 밀폐하여 수조에 담근다. 90분간 조리합니다. 타이머가 멈추면 봉지에서 닭고기를 꺼내 시어링합니다. 작게 썰어 서빙합니다.

민트 치킨 & 완두콩 샐러드

준비 + 요리 시간: 1시간 30분 | 인분: 2

재료

뼈없는 닭가슴살 안심 6개

올리브 오일 4큰술

맛볼 소금과 후추

데친 완두콩 2컵

갓 찢은 민트 1컵

½ 컵 부서진 케소 프레스코 치즈

갓 짜낸 레몬즙 1큰술

꿀 2티스푼

레드 와인 식초 2티스푼

지도

수조를 준비하고 수비드를 넣습니다. 138F로 설정합니다.

진공 밀봉 가능한 백에 올리브 오일을 뿌린 닭고기를 넣습니다. 소금과 후추로 간을 맞춘다. 물 치환법으로 공기를 빼내고 봉지를 밀봉하여 수조에 담근다. 75분 동안 조리합니다.

그릇에 완두콩, 케소 프레스코, 민트를 섞습니다. 레몬 주스, 적포도주 식초, 꿀, 올리브 오일 2큰술을 섞습니다. 소금과 후추로 간을 맞춘다.

준비가 끝나면 닭고기를 제거하고 한 입에 자릅니다. 요리 액체를 버리십시오. 제공하다.

버섯 크림 소스를 곁들인 허브 치킨

준비 + 요리 시간: 4시간 15분 | 인분: 2

재료

치킨을 위해

껍질없는 뼈없는 닭가슴살 2장

맛볼 소금

딜 1큰술

강황 1큰술

식물성 기름 1티스푼

소스용

다진 샬롯 3개

다진 마늘 2쪽

올리브 오일 1티스푼

버터 2큰술

얇게 썬 버섯 1컵

포트와인 2큰술

치킨 스톡 ½컵

염소 치즈 1컵

간 후추 ¼티스푼

지도

수조를 준비하고 수비드를 넣습니다. 138F로 설정합니다. 소금과 후추로 간을 한 닭고기를 진공 밀봉 가능한 백에 넣습니다. 물 치환법으로 공기를 빼내고 봉지를 밀봉하여 수조에 담근다. 4시간 동안 요리합니다.

타이머가 멈추면 백을 제거하고 얼음 수조로 옮깁니다. 식히고 말리십시오. 따로. 프라이팬에 기름을 두르고 센 불로 달군 후 샬롯을 넣고 2~3분간 볶습니다. 버터, 딜, 강황, 마늘을 넣고 1분간 더 끓인다. 버섯, 포도주 및 주식을 추가하십시오. 2분간 끓인 후 크림을 붓습니다. 소스가 걸쭉해질 때까지 계속 끓입니다. 소금과 후추로 간을 맞춘다. 연기가 날 때까지 그릴을 가열합니다. 닭고기에 기름을 바르고 각 면을 1분씩 굽습니다. 소스를 얹습니다.

바삭한 치킨

준비 + 요리 시간: 2시간 | 인분: 4

재료

닭다리 8개

맛볼 소금과 후추

<u>습식 혼합용</u>

두유 2컵

레몬즙 1큰술

<u>드라이 믹스용</u>

밀가루 1컵

쌀가루 1컵

옥수수 전분 ½컵

파프리카 2큰술

생강 1큰술

맛볼 소금과 후추

지도

수조를 준비하고 수비드를 넣습니다. 154F로 설정합니다. 후추와 소금으로 간을 한 닭고기를 진공 밀봉 가능한 백에 넣습니다. 수치환법으로 공기를 빼내고 밀폐하여 수조에 담근다. 1시간 동안 조리합니다.

타이머가 멈추면 가방을 꺼냅니다. 15분간 식힙니다. 프라이팬을 기름과 함께 400-425F 이상으로 가열합니다. 그릇에 두유와 레몬 주스를 섞어 젖은 혼합물을 만듭니다. 다른 그릇에 단백질 가루, 쌀가루, 옥수수 전분, 생강, 파프리카, 소금, 간 후추를 넣고 휘저어 마른 혼합물을 만듭니다.

닭고기를 마른 믹스에 담근 다음 젖은 믹스에 담급니다. 2~3회 더 반복합니다. 베이킹 랙에 넣습니다. 닭이 완성될 때까지 이 과정을 반복합니다. 닭고기를 3-4분 동안 튀깁니다. 따로 보관하고 10-15분 동안 식힙니다. 레몬 웨지와 소스를 얹습니다.

아몬드 그린 치킨 샐러드

준비 + 요리 시간: 95분 | 인분: 2

재료

껍질을 벗긴 닭가슴살 2개

맛볼 소금과 후추

아몬드 1컵

올리브 오일 1큰술

설탕 2큰술

얇게 썬 붉은 고추 4개

껍질을 벗긴 마늘 1쪽

생선 소스 3큰술

갓 짜낸 라임 주스 2티스푼

다진 실란트로 1컵

얇게 썬 쪽파 1개

레몬그라스 1줄기, 흰 부분만 슬라이스

채 썬 2인치 생강 1조각

지도

수조를 준비하고 수비드를 넣습니다. 138F로 설정합니다. 소금과 후추로 간을 한 닭고기를 진공 밀봉 가능한 백에 넣습니다. 물 치환법으로 공기를 빼내고 봉지를 밀봉하여 수조에 담근다. 75분 동안 조리합니다.

60분 후 냄비에 올리브 오일을 350F로 가열합니다. 아몬드가 마를 때까지 1분 동안 굽습니다. 설탕, 마늘, 칠리를 반죽하십시오. 생선 소스와 라임 주스를 붓습니다.

준비가 되면 봉지를 꺼내 식힙니다. 닭고기를 한입 크기로 잘라 그릇에 담습니다. 드레싱을 부어 잘 섞는다. 실란트로, 생강, 레몬그라스, 튀긴 아몬드를 넣습니다. 칠리로 장식하고 봉사하십시오.

밀키 코코넛 치킨

준비 + 요리 시간: 75분 | 인분: 2

재료

닭가슴살 2개

코코넛 밀크 4큰술

맛볼 소금과 후추

소스용

사테 소스 4큰술

코코넛 밀크 2큰술

타마리 소스 대시

지도

수조를 준비하고 수비드를 넣습니다. 138F로 설정합니다.

닭고기를 진공 밀봉 백에 넣고 소금과 후추로 간을 합니다. 우유 4큰술을 넣습니다. 물 치환법으로 공기를 빼내고 봉지를 밀봉하여 수조에 담근다. 60분간 조리합니다.

타이머가 멈추면 가방을 꺼냅니다. 소스 재료를 섞고 전자레인지에 30초 동안 돌립니다. 닭고기를 슬라이스합니다. 접시에 담고 소스를 뿌립니다.

로마식 베이컨 & 치킨 요리

준비 + 요리 시간: 1시간 40분 | 인분: 4

재료

뼈와 껍질을 제거한 작은 닭가슴살 4개

세이지 잎 8장

얇게 썬 베이컨 4조각

맛볼 후추

올리브 오일 1큰술

간 폰티나 치즈 2온스

지도

수조를 준비하고 수비드를 넣습니다. 화씨 146도로 설정합니다. 닭고기에 소금과 후추로 간을 합니다. 세이지 잎 2장과 베이컨 슬라이스 1장을 얹습니다. 진공 밀봉 가능한 백에 넣으십시오. 물 치환법으로 공기를 빼내고 봉지를 밀봉하여 수조에 담근다. 90분간 조리합니다.

타이머가 멈추면 백을 꺼내 두드려 말립니다. 프라이팬에 기름을 두르고 센 불에서 1분 동안 닭고기를 굽습니다. 닭고기를 뒤집고 폰티나 치즈 1큰술을 얹습니다. 프라이팬을 덮고 치즈를 녹입니다. 접시에 닭고기를 담고 세이지 잎으로 장식합니다.

방울토마토, 아보카도 & 치킨 샐러드

준비 + 요리 시간: 1시간 30분 | 인분: 2

재료

닭가슴살 1개

얇게 썬 아보카도 1개

반으로 자른 방울토마토 10개

다진 상추 2컵

올리브 오일 2큰술

라임즙 1큰술

다진 마늘 1쪽

맛볼 소금과 후추

메이플 시럽 2티스푼

지도

수조를 준비하고 수비드를 넣습니다. 138F로 설정합니다. 닭고기를 진공 밀봉 가능한 백에 넣습니다. 소금과 후추로 간을 맞춘다. 물 치환법으로 공기를 빼내고 봉지를 밀봉하여 수조에 담근다. 75분 동안 조리합니다.

타이머가 멈추면 닭고기를 꺼냅니다. 팬에 기름을 두르고 중불로 가열합니다. 가슴살을 30초 동안 굽고 슬라이스합니다. 그릇에 마늘, 라임 주스, 메이플 시럽, 올리브 오일을 섞습니다. 상추, 방울토마토, 아보카도를 넣습니다. 잘 섞다. 샐러드를 접시에 담고 닭고기를 얹습니다.

칠리 치킨

준비 + 요리 시간: 2시간 15분 | 인분: 2

재료

닭다리살 4개

올리브 오일 2큰술

맛볼 소금과 후추

다진 마늘 1쪽

생선 소스 3큰술

¼ 컵 라임 주스

설탕 1큰술

다진 바질 3큰술

다진 실란트로 3큰술

다진 홍고추 2개(씨 제거)

스위트 칠리 소스 1큰술

그린칠리소스 1큰술

지도

수조를 준비하고 수비드를 넣습니다. 화씨 149도로 설정합니다. 달라붙는 필름에 닭고기를 넣고 식힙니다. 올리브 오일, 소금, 후추와 함께 진공 밀봉 가능한 백에 넣습니다. 물 치환법으로 공기를 빼내고 봉지를 밀봉하여 수조에 담근다. 2시간 동안 요리합니다.

타이머가 멈추면 닭고기를 꺼내어 4-5조각으로 자릅니다. 프라이팬에 식물성 기름을 중불로 가열하고 바삭해질 때까지 굽습니다. 그릇에 드레싱 재료를 모두 넣고 따로 둡니다. 닭고기를 서빙하고 소금으로 간을 한 다음 드레싱을 뿌립니다.

꿀맛 닭날개

준비 + 요리 시간: 135분 | 인분: 2

재료

간장 ¾티스푼

막걸리 ¾티스푼

꿀 ¾ 티스푼

오향 ¼티스푼

닭날개 6개

½인치 신선한 생강

½인치 그라운드 메이스

다진 마늘 1쪽

서빙용으로 얇게 썬 파

지도

수조를 준비하고 수비드를 넣습니다. 화씨 160도로 설정합니다.

그릇에 간장, 막걸리, 꿀, 오향을 섞습니다. 닭 날개와 마늘을 진공 밀봉 가능한 백에 넣습니다. 물 치환법으로 공기를 빼내고 봉지를 밀봉하여 수조에 담근다. 2시간 동안 요리합니다.

타이머가 멈추면 날개를 제거하고 베이킹 트레이로 옮깁니다. 화씨 380도에서 5분 동안 오븐에서 굽습니다. 플래터에 담고 얇게 썬 파로 장식합니다.

그린 치킨 커리 & 누들

준비 + 요리 시간: 3시간 | 인분: 2

재료

뼈와 껍질을 제거한 닭가슴살 1개

맛볼 소금과 후추

코코넛 밀크 1캔(13.5oz)

그린커리 페이스트 2큰술

치킨 스톡 1¾컵

표고버섯 1컵

카피르 라임 잎 5개, 반으로 찢음

생선 소스 2큰술

설탕 1½큰술

대략 다진 타이 바질 잎 ½컵

2온스 삶은 계란 국수 둥지

대략 다진 실란트로 1컵

콩나물 1컵

볶음면 2큰술

붉은 고추 2개, 대충 다진 것

지도

수조를 준비하고 수비드를 넣습니다. 화씨 138도로 설정합니다. 닭고기에 소금과 후추로 간을 합니다. 진공 밀봉 가능한 백에 넣으십시오. 물 치환법으로 공기를 빼내고 봉지를 밀봉하여 수조에 담근다. 90분간 조리합니다.

35분이 지나면 냄비를 중불로 가열하고 그린 카레 페이스트와 코코넛 밀크 반을 넣고 저어줍니다. 코코넛 밀크가 걸쭉해지기 시작할 때까지 5-10분간 조리합니다. 치킨 스톡과 나머지 코코넛 밀크를 넣습니다. 15분간 조리합니다.

불을 낮추고 카피르 라임 잎, 표고버섯, 설탕, 생선 소스를 넣습니다. 최소 10분 동안 조리합니다. 열에서 제거하고 바질을 추가합니다.

타이머가 멈추면 봉지를 꺼내 5분 동안 식힌 다음 잘게 썬다. 수프 그릇에 카레 소스, 익힌 국수, 닭고기를 담습니다. 콩나물, 고수, 칠리, 볶음면을 얹습니다.

아보카도를 곁들인 페스토 치킨 미니 바이트

준비 + 요리 시간: 1시간 40분 | 인분: 2

재료

뼈와 껍질을 제거한 버터플라이 닭가슴살 1개

맛볼 소금과 후추

세이지 1큰술

올리브 오일 3큰술

페스토 1큰술

얇게 썬 호박 1개

아보카도 1개

신선한 바질 잎 1컵

지도

수조를 준비하고 수비드를 넣습니다. 138F로 설정합니다.

닭가슴살이 얇아질 때까지 두드립니다. 세이지, 후추, 소금으로 간을 합니다. 진공 밀봉 가능한 백에 넣습니다. 오일과 페스토 1큰술을 추가합니다. 물 치환법으로 공기를 빼내고 봉지를 밀봉하여 수조에 담근다. 75분 동안 조리합니다. 60분 후 프라이팬에 올리브 오일 1큰술을 센 불로 가열하고 애호박과 물 ¼컵을 넣습니다. 물이 증발할 때까지 요리하십시오. 타이머가 멈추면 닭고기를 꺼냅니다.

프라이팬에 남은 올리브 오일을 중불로 가열하고 닭고기를 한 면당 2분씩 굽습니다. 따로 보관하고 식히십시오. 호박과 마찬가지로 닭고기를 작은 조각으로 자릅니다. 아보카도도 썰어주세요. 상단에 아보카도 조각과 함께 닭고기를 제공하십시오. 호박 슬라이스와 바질로 장식합니다.

치즈 치킨 볼

준비 + 요리 시간: 1시간 15분 | 인분: 6

재료

다진 닭고기 1파운드

잘게 썬 양파 2큰술

¼ tsp 마늘 가루

맛볼 소금과 후추

빵가루 2큰술

달걀 1개

깍둑썰기한 작은 모짜렐라 치즈 큐브 32개

버터 1큰술

판코 3큰술

½ 컵 토마토 소스

간 페코리노 로마노 치즈 ½온스

다진 파슬리

지도

수조를 준비하고 수비드를 넣습니다. 146F로 설정합니다. 그릇에 닭고기, 양파, 소금, 마늘 가루, 후추, 양념한 빵가루를 섞습니다. 계란을 넣고 잘 섞어줍니다. 중간 크기의 공 32개를 만들고 큐브 치즈를 채웁니다. 믹스가 치즈를 잘 덮는지 확인합니다.

볼을 진공 밀봉 가능한 백에 넣고 20분간 식힙니다. 그런 다음 물 치환 방법으로 공기를 빼내고 봉지를 밀봉하고 수조에 담급니다. 45분간 조리합니다.

타이머가 멈추면 공을 치웁니다. 센 불에서 프라이팬에 버터를 녹이고 판코를 넣습니다. 토스트까지 요리하십시오. 마찬가지로 토마토 소스를 요리하십시오. 서빙 접시에 공을 놓고 토마토 소스로 유약을 바르십시오. 판코와 치즈를 얹습니다. 파슬리로 장식합니다.

치즈 칠면조 버거

준비 + 요리 시간: 1시간 45분 | 인분: 6

재료

올리브 오일 6티스푼

갈은 칠면조 1½파운드

으깬 크림 크래커 16개

다진 신선한 파슬리 2½큰술

다진 신선한 바질 2큰술

우스터셔 소스 ½큰술

간장 ½큰술

마늘 가루 ½작은술

달걀 1개

구운 빵 6개

토마토 슬라이스 6개

로메인 상추 잎 6장

몬테레이 잭 치즈 6조각

지도

수조를 준비하고 수비드를 넣습니다. 148F로 설정합니다. 칠면조, 크래커, 파슬리, 바질, 간장, 마늘 가루를 섞습니다. 계란을 넣고 손으로 섞어주세요.

왁스 후추가 든 베이킹 시트에 혼합물로 패티 6개를 만들어 놓습니다. 덮고 냉장고로 옮깁니다.

냉장고에서 패티를 꺼내 진공 밀봉 가능한 3개의 백에 넣습니다. 물 치환 방법으로 공기를 방출하고 봉지를 밀봉하고 수조에 담급니다. 1시간 15분 동안 조리합니다.

타이머가 멈추면 패티를 꺼냅니다. 요리 주스를 버리십시오.

프라이팬에 올리브 오일을 센 불로 가열하고 패티를 놓습니다. 한 면당 45초 동안 굽습니다. 구운 빵 위에 패티를 놓습니다. 토마토, 양상추, 치즈를 얹습니다. 제공하다.

햄에 싸인 베이컨 & 너트 속을 채운 칠면조

준비 + 요리 시간: 3시간 45분 | 인분: 6

재료

다진 흰 양파 1개

버터 3큰술

베이컨 큐브 1컵

잣 4큰술

다진 타임 2큰술

다진 마늘 4쪽

레몬 2개의 제스트

다진 파슬리 4큰술

빵가루 ¾컵

달걀 1개

뼈없는 칠면조 가슴살 4파운드, 버터플라이

맛볼 소금과 후추

햄 16조각

지도

수조를 준비하고 수비드를 넣습니다. 146F로 설정합니다.

중불로 달군 프라이팬에 버터 2큰술을 두르고 양파가 부드러워질 때까지 10분 동안 볶습니다. 따로. 같은 프라이팬에 베이컨을 넣고 갈색이 될 때까지 5분 동안 조리합니다. 잣, 타임, 마늘, 레몬 제스트를 넣고 2분간 더 끓입니다. 파슬리를 넣고 섞는다. 양파를 프라이팬에 다시 넣고 빵가루와 계란을 넣고 저어줍니다.

칠면조를 꺼내 플라스틱 랩으로 덮으십시오. 고기망치로 두드려 두께감 있게 해주세요. 햄을 알루미늄 호일에 담습니다. 칠면조를 햄 위에 놓고 가운데를 부수어 스트립을 만듭니다. 칠면조를 완전히 감쌀 때까지 한 쪽에서 다른 쪽으로 단단히 굴립니다.

플라스틱 랩으로 덮고 진공 밀봉 가능한 백에 넣습니다. 물 치환법으로 공기를 빼내고 봉지를 밀봉하여 수조에 담근다. 3시간 동안 요리합니다.

타이머가 멈추면 칠면조를 꺼내고 플라스틱을 버립니다. 프라이팬에 남은 버터를 중불로 가열하고 가슴살을 넣습니다. 햄을 한 면당 45초 동안 굽습니다. 칠면조를 굴리고 2~3분 더 굽습니다. 가슴을 메달리온으로 자르고 봉사하십시오.

터키를 곁들인 시저 샐러드 토틸라 롤

준비 + 요리 시간: 1시간 40분 | 인분: 4

재료

다진 마늘 2쪽

껍질을 벗기고 뼈를 제거한 칠면조 가슴살 2개

맛볼 소금과 후추

마요네즈 1컵

갓 짜낸 레몬즙 2큰술

멸치액젓 1티스푼

1 작은 술 디종 머스타드

간장 1티스푼

빙산 양상추 4컵

또띠아 4장

지도

수조를 준비하고 수비드를 넣습니다. 152F로 설정합니다. 칠면조 가슴살에 소금과 후추로 간을 하고 진공 밀봉 가능한 백에 넣습니다. 물 치환법으로 공기를 빼내고 봉지를 밀봉하여 수조에 담근다. 1시간 30분 동안 끓인다.

마요네즈, 마늘, 레몬즙, 멸치액젓, 겨자, 간장, 남은 소금과 후추를 섞는다. 냉장고에서 휴식을 취하십시오. 타이머가 멈추면 칠면조를 꺼내 두드려 말립니다. 칠면조 슬라이스. 상추를 차가운 드레싱과 섞는다. 칠면조 혼합물의 1/4을 각 또띠야에 붓고 접습니다. 반으로 잘라 드레싱과 함께 낸다.

세이지 칠면조 룰라드

준비 + 요리 시간: 5시간 15분 | 인분: 6

재료:

올리브 오일 3큰술

깍뚝썰기한 작은 노란 양파 2개

다진 셀러리 2줄기

지상 세이지 3큰술

레몬 제스트 2개와 주스

칠면조 스터핑 믹스 3컵

칠면조 또는 치킨 스톡 2컵

칠면조 가슴살 반으로 자른 5파운드

지도:

팬을 중불에 놓고 올리브 오일, 양파, 셀러리를 넣습니다. 2분간 볶습니다. 레몬즙이 줄어들 때까지 레몬즙, 제스트, 세이지를 첨가합니다.

그릇에 속재료 혼합물을 붓고 익힌 세이지 혼합물을 넣습니다. 손으로 섞는다. 재료가 잘 뭉쳐지고 흐물거리지 않을 때까지 손으로 섞으면서 육수를 추가합니다. 칠면조 껍질을 부드럽게 제거하고 플라스틱 랩에 놓으십시오. 뼈를 제거하고 버립니다.

칠면조 가슴살을 피부 위에 놓고 칠면조 가슴살 위에 두 번째 플라스틱 랩을 놓으십시오. 롤링 핀을 사용하여 1인치 두께로 평평하게 만듭니다. 상단의 플라스틱 랩을 제거하고 납작한 칠면조에 소를 펴고 가장자리 주위에 ½ 인치 공간을 남겨 둡니다.

좁은 쪽에서 시작하여 페이스트리 롤처럼 칠면조를 굴리고 여분의 껍질을 칠면조 위에 덮습니다. 정육점 끈으로 롤을 고정하십시오. 칠면조 롤을 더 넓은 플라스틱 랩으로 감싸고 끝을 비틀어 롤을 고정합니다. 그러면 단단한 실린더가 형성됩니다.

진공 밀봉 가능한 백에 롤을 넣고 공기를 빼고 백을 밀봉하십시오. 40분 동안 냉장 보관합니다. 수조를 만들고 수비드를 넣고 155F로 설정합니다. 칠면조 롤을 수조에 넣고 타이머를 4시간으로 설정합니다.

타이머가 멈추면 봉지를 꺼내 봉인을 풉니다. 오븐을 400F로 예열하고 칠면조의 플라스틱 랩을 제거한 다음 껍질이 위로 향하도록 베이킹 접시에 놓습니다. 15분간 굽습니다. 둥글게 자릅니다. 크림 소스와 찐 저탄수화물 야채와 함께 제공합니다.

백리향 칠면조 가슴살

준비 + 요리 시간: 3시간 15분 | 인분: 6

재료

칠면조 가슴살 반쪽, 껍질을 벗긴 뼈없는 것

올리브 오일 1큰술

마늘 소금 1큰술

백리향 1큰술

후추 1티스푼

지도

수조를 준비하고 수비드를 넣습니다. 146F로 설정합니다.

칠면조 가슴살, 마늘, 타임, 소금, 후추를 섞습니다. 진공 밀봉 가능한 백에 넣으십시오. 물 치환법으로 공기를 빼내고 봉지를 밀봉하여 수조에 담근다. 4시간 동안 요리합니다.

타이머가 멈추면 백을 꺼내 베이킹 시트로 가볍게 두드려 말립니다. 철 프라이팬을 센 불로 가열하고 노릇노릇해질 때까지 5분간 굽습니다.

페스토 칠면조 미트볼 버거

준비 + 요리 시간: 80분 | 인분: 4

재료

갈은 칠면조 1파운드

파 3개, 잘게 썬 것

큰 달걀 1개

빵가루 1큰술

말린 오레가노 1티스푼

백리향 1큰술

맛볼 소금과 후추

페스토 ½컵(2티스푼 추가)

조각으로 찢어진 모짜렐라 치즈 2온스

큰 햄버거 빵 4개

지도

수조를 준비하고 수비드를 넣습니다. 화씨 146도로 설정합니다. 그릇에 칠면조, 달걀, 빵가루, 파, 타임, 오레가노를 섞습니다. 소금과 후추로 간을 맞춘다. 잘 섞다. 최소 8개의 공을 만들고 가운데에 엄지손가락으로 구멍을 뚫습니다. 각각 페스토 1/4큰술과 모짜렐라 치즈 1/4온스를 채웁니다. 고기가 채우기를 덮었는지 확인하십시오.

진공 밀봉 가능한 백에 넣으십시오. 물 치환법으로 공기를 빼내고 봉지를 밀봉하여 수조에 담근다. 60분간 조리합니다. 타이머가 멈추면 볼을 제거하고 베이킹 시트로 가볍게 두드려 말립니다. 프라이팬을 중불로 가열하고 페스토 1/2컵을 요리합니다. 미트볼을 넣고 잘 섞는다. 각 햄버거 빵에 미트볼 2개를 넣습니다.

피칸을 곁들인 칠면조 가슴살

준비 + 요리 시간: 2시간 15분 | 인분: 6

재료:

얇게 썬 칠면조 가슴살 2파운드

레몬 제스트 1큰술

잘게 썬 피칸 1컵

잘게 썬 백리향 1큰술

다진 마늘 2쪽

잘게 썬 신선한 파슬리 2큰술

닭육수 3컵

올리브 오일 3큰술

지도:

흐르는 찬물에 고기를 헹구고 소쿠리에 물기를 뺍니다. 레몬 제스트로 문지르고 닭고기 육수와 함께 진공 밀봉이 가능한 대형 백에 옮깁니다. 149F에서 2시간 동안 수비드 방식으로 조리합니다. 수조에서 꺼내 따로 둡니다.

중간 크기의 프라이팬에 올리브 오일을 데우고 마늘, 피칸 너트, 타임을 넣습니다. 잘 저어가며 4~5분간 익혀주세요. 마지막으로 후라이팬에 닭가슴살을 넣고 앞뒤로 살짝 노릇하게 굽는다. 즉시 봉사하십시오.

스파이스 칠면조 요리

준비 + 요리 시간: 14시간 15분 | 인분: 4

재료

칠면조 다리 1개

올리브 오일 1큰술

마늘 소금 1큰술

후추 1티스푼

타임 가지 3줄기

로즈마리 1큰술

지도

수조를 준비하고 수비드를 넣습니다. 화씨 146도로 설정합니다. 칠면조에 마늘, 소금, 후추로 간을 합니다. 진공 밀봉 가능한 백에 넣으십시오.

수치환법으로 공기를 빼내고 봉지를 밀봉하여 수조에 담근다. 14시간 동안 요리합니다. 완료되면 다리를 제거하고 두드려 말립니다.

오렌지 소스에 칠면조

준비 + 요리 시간: 75분 | 인분: 2

재료:

껍질과 뼈를 제거한 칠면조 가슴살 1파운드

버터 1큰술

신선한 오렌지 주스 3큰술

치킨 스톡 ½컵

카이엔 고추 1티스푼

맛볼 소금과 후추

지도:

칠면조 가슴살을 흐르는 찬물에 헹구고 두드려 말립니다. 따로.

중간 그릇에 오렌지 주스, 닭고기 육수, 카이엔 고추, 소금, 후추를 섞습니다. 잘 섞은 다음 고기를 이 마리네이드에 넣습니다. 20분 동안 냉장 보관합니다.

이제 마리네이드와 함께 고기를 진공 밀봉이 가능한 큰 백에 넣고 122F에서 40분 동안 수비드 요리를 하세요.

들러붙지 않는 중간 냄비에 버터를 고온에서 녹입니다. 가방에서 고기를 꺼내 냄비에 넣습니다. 2분간 튀기고 불에서 내립니다.

타임 & 로즈마리 칠면조 다리

준비 + 요리 시간: 8시간 30분 | 인분: 4

재료

녹인 버터 5티스푼

다진 마늘 10쪽

말린 로즈마리 2큰술

커민 1큰술

백리향 1큰술

칠면조 다리 2개

지도

수조를 준비하고 수비드를 넣습니다. 134F로 설정합니다.

마늘, 로즈마리, 커민, 타임, 버터를 섞습니다. 혼합물로 칠면조를 문지릅니다.

진공 밀봉 가능한 백에 칠면조를 넣습니다. 물 치환법으로 공기를 빼내고 봉지를 밀봉하여 수조에 담근다. 8시간 동안 요리하기

타이머가 멈추면 칠면조를 꺼냅니다. 요리 주스를 예약하십시오. 고열로 그릴을 가열하고 칠면조를 넣습니다. 요리 주스를 뿌린다. 돌아서 주스를 더 뿌립니다. 따로 보관하고 식히십시오. 제공하다.

정향을 곁들인 칠면조 가슴살

준비 + 요리 시간: 1시간 45분 | 인분: 6

재료:

얇게 썬 칠면조 가슴살 2파운드

다진 마늘 2쪽

올리브 오일 1컵

디종 머스터드 2큰술

레몬즙 2큰술

잘게 썬 신선한 로즈마리 1티스푼

다진 정향 1티스푼

맛볼 소금과 후추

지도:

큰 그릇에 올리브 오일과 겨자, 레몬 주스, 마늘, 로즈마리, 정향, 소금, 후추를 섞습니다. 잘 섞일 때까지 섞고 칠면조 슬라이스를 추가합니다. 요리하기 전에 30분 동안 담그고 냉장 보관하십시오.

냉장고에서 꺼내 진공 밀봉 가능한 2개의 백에 옮깁니다. 봉지를 밀봉하고 149F에서 1시간 동안 수비드 방식으로 조리합니다. 수조에서 꺼내 서빙합니다.

딜 & 로즈마리 칠면조 가슴살

준비 + 요리 시간: 1시간 50분 | 인분: 2

재료

뼈없는 칠면조 가슴살 1파운드

맛볼 소금과 후추

신선한 딜 가지 3개

다진 신선한 로즈마리 가지 1개

월계수잎 1장

지도

수조를 준비하고 수비드를 넣습니다. 146F로 설정합니다.

프라이팬을 중불로 가열하고 칠면조를 넣고 5분 동안 굽습니다. 지방을 비축하십시오. 칠면조에 소금과 후추로 간을 합니다. 칠면조, 딜, 로즈마리, 월계수 잎, 비축된 지방을 진공 밀봉 가능한 백에 넣습니다. 물 치환법으로 공기를 빼내고 봉지를 밀봉하여 수조에 담근다. 1시간 30분 동안 끓인다.

프라이팬을 센 불로 가열합니다. 타이머가 멈추면 칠면조를 꺼내 프라이팬에 옮깁니다. 5분 동안 시어링합니다.

구운 단오리

준비 + 요리 시간: 3시간 55분 | 인분: 4

재료

뼈없는 오리 가슴살 6온스

계피 ¼티스푼

¼ tsp 훈제 파프리카

카이엔 고추 ¼작은술

백리향 1큰술

꿀 1티스푼

맛볼 소금과 후추

지도

수조를 준비하고 수비드를 넣습니다. 화씨 134도로 설정합니다. 베이킹 시트로 가슴살을 두드려 말리고 껍질을 제거합니다. 살이 잘리지 않도록 주의하세요. 소금으로 간을 합니다.

프라이팬을 센 불로 가열합니다. 오리를 3-4분 동안 굽습니다. 제거하고 따로 보관하십시오.

그릇에 파프리카, 타임, 카이엔 고추, 계피를 넣고 잘 섞습니다. 혼합물로 오리 가슴살을 마리네이드합니다. 진공 밀봉 가능한 백에 넣습니다. 꿀 1큰술을 넣습니다. 물 치환법으로 공기를 빼내고 봉지를 밀봉하여 수조에 담근다. 3시간 30분 동안 끓인다.

타이머가 멈추면 백을 꺼내 건조시킵니다. 프라이팬을 센 불로 가열하고 오리를 2분 동안 굽습니다. 뒤집어서 30초 더 익혀주세요. 냉각을 허용하고 서빙하십시오.

타임 오리 브레스트 t

준비 + 요리 시간: 2시간 10분 | 인분: 3

재료:

껍질을 벗긴 오리 가슴살 3(6oz)

타임 잎 3티스푼

올리브 오일 2티스푼

맛볼 소금과 후추

재료:

고기를 자르지 않고 가슴에 십자형 스트립을 만드십시오. 껍질은 소금으로 간을 하고 고기 쪽은 백리향, 후추, 소금으로 간을 합니다. 오리 가슴살을 3개의 별도 진공 밀봉 백에 넣습니다. 공기를 빼고 백을 밀봉하십시오. 1시간 동안 냉장 보관합니다.

수욕조를 만들고 수비드를 넣고 135F로 설정합니다. 냉장고에서 봉지를 꺼내 수조에 담급니다. 타이머를 1시간으로 설정합니다.

타이머가 멈추면 봉투를 꺼내 봉인을 풉니다. 프라이팬을 중불에 놓고 올리브 오일을 넣습니다. 가열되면 오리를 넣고 껍질이 드러나고 고기가 황금빛 갈색이 될 때까지 굽습니다. 제거하고 3분 동안 그대로 두었다가 슬라이스합니다. 제공하다.

오렌지구스 콩피

준비 + 요리 시간: 12시간 7분 + 냉각 시간 | 인분: 6

재료

월계수 잎 3장

거위 다리 6개

소금 10티스푼

다진 마늘 6쪽

줄기를 제거한 신선한 로즈마리 가지 1개

거위 지방 1½컵

통후추 1티스푼

오렌지 1개의 제스트

지도

거위 다리에 마늘, 소금, 통후추, 로즈마리를 바르십시오. 뚜껑을 덮고 냉장고에서 12~24시간 동안 식힙니다. 수조를 준비하고 수비드를 넣습니다. 화씨 172도로 설정합니다. 거위를 냉장고에서 꺼내 키친 타월로 두드려 물기를 제거합니다.

거위, 거위 지방, 월계수 잎, 통후추, 오렌지 제스트를 진공 밀봉 가능한 백에 넣습니다. 물 치환법으로 공기를 빼내고 봉지를 밀봉하여 수조에 담근다. 12시간 동안 요리합니다.

타이머가 멈추면 가방에서 거위를 꺼내 여분의 지방을 청소하십시오. 프라이팬을 센 불로 가열하고 거위가 바삭해질 때까지 5-7분 동안 굽습니다.

치즈 레몬 새우 파스타

준비 + 요리 시간: 55분 | 인분: 4

재료

다진 근대 2컵

버터 6큰술

파마산 치즈 ½컵

다진 마늘 2쪽

제스트와 즙을 낸 레몬 1개

다진 신선한 바질 1큰술

맛볼 소금과 후추

1 tsp 레드 페퍼 플레이크

꼬리가 있는 새우 1½파운드

선택의 8 온스 파스타

지도

수조를 준비하고 수비드를 넣습니다. 137F로 설정합니다.

냄비를 중불로 가열하고 버터, 근대, 페코리노 로마노 치즈 1/4컵, 마늘, 레몬 제스트와 주스, 바질, 소금, 후추, 레드 페퍼 플레이크를 섞습니다. 버터가 녹을 때까지 5분간 조리합니다. 따로.

새우를 진공 밀봉 가능한 백에 넣고 레몬 혼합물을 붓습니다. 잘 흔든다. 물 치환법으로 공기를 빼내고 봉지를 밀봉하여 수조에 담근다. 30분간 조리합니다.

그동안 패키지 지침에 따라 파스타를 요리하십시오. 물기를 빼고 냄비에 넣습니다. 타이머가 멈추면 봉지를 꺼내 파스타 냄비에 옮깁니다. 3-4분 동안 조리합니다. 남은 페코리노 치즈를 얹고 서빙합니다.

달콤한 셰리 & 된장 유약을 곁들인 넙치

준비 + 요리 시간: 50분 | 인분: 4

재료

올리브 오일 1큰술

버터 2큰술

달콤한 셰리주 ⅓컵

된장 ⅓컵

미린 ¼컵

흑설탕 3큰술

간장 2½큰술

가자미 4마리

다진 파 2큰술

다진 신선한 파슬리 2큰술

지도

수조를 준비하고 수비드를 넣습니다. 화씨 134도로 설정합니다. 냄비에 버터를 넣고 중약불로 가열합니다. 스위트 셰리주, 된장, 미림, 흑설탕, 간장을 1분 동안 저어줍니다. 따로. 식히십시오. 넙치를 진공 밀봉 가능한 2개의 백에 넣습니다. 물 치환 방법으로 공기를 방출하고 봉지를 밀봉하고 수조에 담급니다. 30분간 조리합니다.

타이머가 멈추면 가방에서 광어를 꺼내 키친타올로 두드려 물기를 제거합니다. 요리 주스를 예약하십시오. 냄비를 센 불로 가열하고 요리 주스를 붓습니다. 반으로 줄어들 때까지 끓입니다.

프라이팬에 올리브 오일을 중불로 가열하고 필레를 옮깁니다. 바삭해질 때까지 각 면을 30초씩 굽습니다. 생선을 서빙하고 된장 유약을 뿌립니다. 쪽파와 파슬리로 장식합니다.

달콤한 생강 글레이즈를 곁들인 바삭한 연어

준비 + 요리 시간: 53분 | 인분: 4

재료

우스터셔 소스 ½컵

백설탕 6큰술

미린 4큰술

다진 작은 마늘 2쪽

옥수수 전분 ½티스푼

½ tsp 간 신선한 생강

연어 필레 4개

식물성 기름 4티스푼

밥 2컵, 서빙용

구운 양귀비 씨앗 1티스푼

지도

수조를 준비하고 수비드를 넣습니다. 화씨 129도로 설정합니다.

냄비에 우스터셔 소스, 설탕, 미린, 마늘, 옥수수 전분, 생강을 넣고 중불에서 섞습니다. 설탕이 녹을 때까지 1분간 끓인다. 소스 1/4컵을 남겨둡니다. 식히십시오. 남은 소스와 함께 연어 필레를 진공 밀봉이 가능한 2개의 백에 넣습니다. 물 치환 방법으로 공기를 방출하고 봉지를 밀봉하고 수조에 담급니다. 40분간 조리합니다.

타이머가 멈추면 봉지에서 필레를 꺼내고 키친 타월로 두드려 물기를 제거합니다. 냄비를 중불로 가열하고 소스가 걸쭉해질 때까지 2분 동안 조리합니다. 프라이팬에 기름을 데우십시오. 연어를 한 면당 30초 동안 굽습니다. 소스와 양귀비 씨를 곁들인 연어를 제공하십시오.

코코넛 소스를 곁들인 감귤류 생선

준비 시간: 1시간 57분 | 인분: 6

재료

식물성 기름 2큰술

껍질을 벗기고 다진 토마토 4개

다진 붉은 피망 2개

다진 노란 양파 1개

오렌지 주스 ½컵

¼ 컵 라임 주스

다진 마늘 4쪽

으깬 캐러웨이 씨앗 1티스푼

커민 가루 1티스푼

카이엔 고추 1티스푼

소금 ½티스푼

껍질을 제거하고 깍뚝썰기한 대구 필레 6개

코코넛 밀크 14온스

잘게 썬 코코넛 ¼컵

다진 신선한 실란트로 3큰술

지도

수조를 준비하고 수비드를 넣습니다. 137F로 설정합니다.

그릇에 오렌지 주스, 라임 주스, 마늘, 캐러웨이 씨, 커민, 카이엔 고추, 소금을 넣고 섞습니다. 석회 혼합물로 필레를 닦으십시오. 뚜껑을 덮고 냉장고에서 1시간 동안 식힙니다.

그 동안 냄비에 기름을 두르고 중불로 가열하고 토마토, 피망, 양파, 소금을 넣습니다. 부드러워질 때까지 4-5분간 조리합니다. 토마토 혼합물에 코코넛 밀크를 붓고 10분 동안 조리합니다. 따로 보관하고 식히십시오.

냉장고에서 필레를 꺼내 코코넛 혼합물과 함께 2개의 진공 밀봉 백에 넣습니다. 물 치환 방법으로 공기를 방출하고 봉지를 밀봉하고 수조에 담급니다. 40분간 조리합니다. 타이머가 멈추면 봉지를 제거하고 내용물을 서빙 그릇에 옮깁니다. 잘게 썬 코코넛과 실란트로로 장식합니다. 쌀과 함께 제공하십시오.

라임 파슬리 데친 대구

준비 + 요리 시간: 75분 | 인분: 4

재료

껍질을 벗긴 대구 살코기 4개

소금 ½티스푼

버터 6큰술

라임 1개의 제스트와 즙

다진 신선한 파슬리 2티스푼

4등분한 라임 1개

지도

수조를 준비하고 수비드를 넣습니다. 137F로 설정합니다.

살코기를 소금으로 간을 하고 진공 밀봉이 가능한 2개의 백에 담습니다. 버터, 라임 제스트와 라임 주스의 절반, 파슬리 1큰술을 넣습니다. 물 치환 방식으로 공기를 방출하십시오. 냉장고에 옮겨

30분간 식혀주세요. 백을 밀봉하고 수조에 담급니다. 30분간 조리합니다.

타이머가 멈추면 필레를 꺼내 키친타올로 두드려 물기를 제거합니다. 프라이팬에 남은 버터를 중불로 가열하고 필레를 양면에 45초 동안 굽고 녹은 버터를 숟가락으로 떠서 위에 올립니다. 키친 타월로 두드려 물기를 제거하고 접시에 옮깁니다. 라임 쿼터로 장식하고 서빙합니다.

겨자 메이플 소스를 곁들인 바삭한 틸라피아

준비 + 요리 시간: 65분 | 인분: 4

재료

메이플 시럽 2큰술

버터 6큰술

디종 머스터드 2큰술

흑설탕 2큰술

파슬리 1큰술

백리향 1큰술

간장 2큰술

화이트 와인 식초 2큰술

껍질을 벗긴 틸라피아 필레 4개

지도

수조를 준비하고 수비드를 넣습니다. 114F로 설정합니다.

냄비를 중불로 가열하고 버터 4큰술, 머스타드, 황설탕, 메이플 시럽, 간장, 식초, 파슬리, 타임을 넣습니다. 2분간 조리합니다. 옆에 두고 5분 동안 식힙니다.

메이플 소스와 함께 진공 밀봉 가능한 백에 틸라피아 필레를 넣습니다. 물 치환법으로 공기를 빼내고 봉지를 밀봉하여 수조에 담근다. 45분간 조리합니다.

타이머가 멈추면 필레를 꺼내 키친타올로 두드려 물기를 제거합니다. 프라이팬에 남은 버터를 중불로 가열하고 필레를 1-2분 동안 굽습니다.

머스타드 황새치

준비 + 요리 시간: 55분 | 인분: 4

재료

올리브 오일 2큰술

황새치 스테이크 2인분

맛볼 소금과 후추

콜맨 머스타드 ½티스푼

참기름 2티스푼

지도

수조를 준비하고 수비드를 넣습니다. 화씨 104도로 설정합니다. 황새치를 소금과 후추로 간을 합니다. 올리브유와 겨자를 잘 섞는다. 머스타드 혼합물과 함께 진공 밀봉 가능한 백에 황새치를 넣습니다. 물 치환 방식으로 공기를 방출하십시오. 냉장고에서

15분간 휴지시켜주세요. 백을 밀봉하고 수조에 담급니다. 30분간 조리합니다.

센 불에 프라이팬에 참기름을 두릅니다. 타이머가 멈추면 황새치를 꺼내 키친타올로 두드려 물기를 제거합니다. 요리 주스를 버리십시오. 프라이팬에 옮기고 한 면당 30초 동안 굽습니다. 황새치를 조각으로 자르고 제공하십시오.

매운 생선 토르티야

준비 + 요리 시간: 35분 | 인분: 6

재료

휘핑크림 ⅓컵

껍질을 벗긴 넙치 필레 4개

다진 신선한 실란트로 1티스푼

¼ tsp 레드 페퍼 플레이크

맛볼 소금과 후추

사이다 식초 1큰술

잘게 썬 달콤한 양파 ½개

토르티야 6장

잘게 썬 빙산 양상추

얇게 썬 큰 토마토 1개

장식용 과카몰리

4등분한 라임 1개

지도

수조를 준비하고 수비드를 넣습니다. 134F로 설정합니다.

필레를 실란트로, 레드 페퍼 플레이크, 소금, 후추와 결합합니다. 진공 밀봉 가능한 백에 넣습니다. 물 치환 방식으로 공기를 빼내고, 가방을 욕조에 담급니다. 25분간 조리합니다.

그동안 사이다 식초, 양파, 소금, 후추를 섞습니다. 따로. 타이머가 멈추면 필레를 꺼내 키친타올로 두드려 물기를 제거합니다. 횃불을 사용하여 필레를 굽습니다. 덩어리로 자릅니다. 토르티야 위에 생선을 올리고 양상추, 토마토, 크림, 양파 혼합물, 과카몰리를 넣습니다. 라임으로 장식합니다.

바질 참치 스테이크

준비 + 요리 시간: 45분 | 인분: 5

재료

올리브유 6큰술

참치 스테이크 4개

맛볼 소금과 후추

레몬 1개의 제스트와 즙

다진 마늘 2쪽

다진 신선한 바질 1티스푼

지도

수조를 준비하고 수비드를 넣습니다. 126F로 설정합니다. 참치에 소금과 후추로 간을 합니다. 올리브 오일 4큰술, 레몬즙, 제스트, 마늘, 바질을 저어줍니다. 감귤 마리네이드와 함께 두 개의 진공 밀봉 백에 넣습니다. 물 치환 방법으로 공기를 방출하고 봉지를 밀봉하고 수조에 담급니다. 35분간 조리합니다.

타이머가 멈추면 참치를 꺼내 키친타올로 두드려 물기를 제거합니다. 요리 주스를 예약하십시오. 센 불에 프라이팬에 올리브 오일을 두르고. 참치를 한 면당 1분씩 익힙니다. 접시에 옮기고 요리 주스를 뿌립니다. 밥과 함께 먹으면 최고.

칼라마타 올리브를 곁들인 황새치 & 감자 샐러드

준비 + 요리 시간: 3시간 5분 | 인분: 2

재료

감자들

올리브 오일 3큰술

고구마 1파운드

소금 2티스푼

신선한 백리향 가지 3개

생선

올리브 오일 1큰술

황새치 스테이크 1마리

맛볼 소금과 후추

카놀라유 1티스푼

샐러드

아기 시금치 잎 1컵

반으로 자른 방울토마토 1컵

다진 칼라마타 올리브 ¼컵

올리브 오일 1큰술

1 작은 술 디종 머스타드

사이다 식초 3큰술

소금 ¼티스푼

지도

감자 만들기: 수조를 준비하고 수비드를 넣습니다. 192F로 설정합니다.

감자, 올리브 오일, 바다 소금, 백리향을 진공 밀봉 가능한 백에 넣습니다. 물 치환법으로 공기를 빼내고 봉지를 밀봉하여 수조에 담근다. 1시간 15분 동안 조리합니다. 타이머가 중지되면 가방을 제거하고 열지 마십시오. 따로.

물고기 만들기: 수조를 만들고 수비드를 넣습니다. 화씨 104도로 설정합니다. 황새치를 소금과 후추로 간을 합니다. 올리브 오일과 함께 진공 밀봉 가능한 백에 넣습니다. 물 치환법으로 공기를 빼내고 봉지를 밀봉하여 수조에 담근다. 30분간 조리합니다.

프라이팬에 카놀라유를 센 불로 가열합니다. 황새치를 제거하고 키친 타월로 가볍게 두드려 말립니다. 요리 주스를 버리십시오. 황새치를 프라이팬에 옮기고 한 면당 30초씩 익힙니다.

조각으로 자르고 플라스틱 랩으로 덮으십시오. 따로.

마지막으로 샐러드를 만듭니다. 샐러드 그릇에 방울토마토, 올리브, 올리브 오일, 겨자, 사이다 식초, 소금을 넣고 잘 섞습니다. 아기 시금치를 넣습니다. 감자를 제거하고 반으로 자릅니다. 요리 주스를 버리십시오. 샐러드 위에 감자와 황새치를 얹어 제공합니다.

연기가 자욱한 연어

준비 + 요리 시간: 1시간 20분 | 인분: 3

재료:

껍질을 제거한 연어 필레 3개

설탕 1큰술

훈제 파프리카 2작은술

겨자 가루 1작은술

지도:

수조를 준비하고 수비드를 넣고 화씨 115도로 맞춥니다. 소금 1티스푼으로 연어에 간을 한 뒤 지퍼백에 담습니다. 30분 동안 냉장 보관합니다.

볼에 설탕, 훈제소금, 남은 소금, 겨자가루를 넣고 섞어주세요. 냉장고에서 연어를 꺼내 몽크 파우더 혼합물로 문지릅니다.

연어를 진공 밀봉 가능한 백에 넣고 수치환법으로 공기를 빼고 밀봉합니다. 수조에 담그고 타이머를 45분으로 맞춥니다. 타이머가 멈추면 봉지를 꺼내 봉인을 풉니다. 연어를 꺼내 키친타올로 두드려 물기를 제거합니다. 들러붙지 않는 프라이팬을 중불에 놓고 연어를 넣고 30초 동안 굽습니다. 찐 채소를 곁들여 드십시오.

판체타를 곁들인 달콤한 버터 가리비

준비 + 요리 시간: 45분 | 인분: 6

재료

큰 가리비 12개

올리브 오일 1큰술

맛볼 소금과 후추

판체타 슬라이스 4장

꿀 2큰술

버터 2큰술

지도

수조를 준비하고 수비드를 넣습니다. 126F로 설정합니다.

오븐을 화씨 390도로 예열합니다. 가리비를 올리브 오일, 소금, 후추와 섞습니다. 진공 밀봉 가능한 백에 넣습니다. 물 치환법으로 공기를 빼내고 봉지를 밀봉하여 수조에 담근다. 30분간 조리합니다.

알루미늄 호일을 깐 베이킹 트레이에 판체타를 옮기고 양면에 꿀과 후추를 바릅니다. 20분 동안 굽습니다. 접시에 옮기십시오. 판체타 지방을 비축하십시오.

타이머가 멈추면 가리비를 꺼내 키친타올로 두드려 물기를 제거합니다. 프라이팬에 버터와 판체타 지방 1큰술을 중불로 녹입니다. 가리비를 넣고 노릇노릇해질 때까지 한 면당 1분씩 익힙니다. 판체타를 작은 조각으로 썬다. 가리비를 접시에 담으십시오. 판체타로 장식합니다.

칠리-레몬 칼라마리 링귀니

준비 + 조리 시간: 2시간 10분 | 인분: 4

재료

올리브 오일 3큰술

오징어 몸통 4개, 세척

맛볼 소금과 후추

말린 링귀니 10온스

통조림 토마토 1개(16온스)

다진 마늘 2쪽

1 tsp 레드 페퍼 플레이크

다진 세라노 고추 1작은술

레몬 1개의 제스트와 즙

다진 신선한 파슬리 3큰술

다진 신선한 딜 3큰술

지도

수조를 준비하고 수비드를 넣습니다. 화씨 134도로 설정합니다. 오징어에 소금과 후추로 간을 합니다. 진공 밀봉 가능한 백에 오징어와 올리브 오일 2큰술을 넣습니다. 물 치환법으로 공기를 빼내고 봉지를 밀봉하여 수조에 담근다. 2시간 동안 요리합니다. 1시간 45분 후 포장 설명서에 따라 링귀니를 조리합니다. 배수하십시오.

프라이팬을 중불로 가열하고 남은 올리브 오일, 토마토, 마늘, 세라노 고추, 레몬 제스트, 주스, 파슬리 2큰술을 넣습니다. 3분간 볶습니다. 타이머가 멈추면 오징어를 꺼내 키친타올로 두드려 물기를 제거합니다. 작은 조각으로 자릅니다. 뜨거운 프라이팬에 파스타와 토마토 소스, 오징어를 섞습니다. 올리브 오일을 뿌립니다.

라임 버터 소스를 곁들인 게살

준비 + 요리 시간: 70분 | 인분: 4

재료

다진 마늘 6쪽

½ 라임의 풍미와 주스

게살 1파운드

버터 4큰술

지도

수조를 준비하고 수비드를 넣습니다. 137F로 설정합니다. 마늘 반, 라임 제스트, 라임 주스 반을 잘 섞습니다. 따로. 게살, 버터, 라임 혼합물을 진공 밀봉 가능한 백에 넣습니다. 물 치환법으로 공기를 빼내고 봉지를 밀봉하여 수조에 담근다. 50분간 조리합니다. 타이머가 멈추면 가방을 꺼냅니다. 요리 주스를 버리십시오.

냄비를 중약불로 가열하고 남은 버터, 남은 라임 혼합물 및 남은 라임 주스를 붓습니다. 라임 버터를 뿌린 라미킨 4개에 게를 담아냅니다.

빠른 북쪽 스타일 연어

준비 + 요리 시간: 30분 | 인분: 4

재료

올리브 오일 1큰술

껍질을 벗긴 연어 필레 4개

맛볼 소금과 후추

레몬 1개의 제스트와 즙

황겨자 2큰술

참기름 2티스푼

지도

수조를 준비하고 수비드를 넣습니다. 화씨 114도로 설정합니다. 연어에 소금과 후추로 간을 합니다. 레몬 제스트와 주스, 기름, 겨자를 섞습니다. 겨자 혼합물과 함께 연어를 2개의 진공 밀봉 백에 넣습니다. 물 치환 방식으로 공기를 빼내고 봉지를 밀봉하여 욕조에 담급니다. 20분간 조리합니다. 프라이팬에 참기름을 두릅니다. 타이머가 멈추면 연어를 꺼내 두드려서 말립니다. 연어를 프라이팬에 옮기고 한 면당 30초 동안 굽습니다.

겨자와 타마리 소스를 곁들인 맛있는 송어

준비 + 요리 시간: 35분 | 인분: 4

재료

¼ 컵 올리브 오일

껍질을 벗기고 얇게 썬 송어 필레 4개

타마리 소스 ½컵

¼ 컵 밝은 갈색 설탕

다진 마늘 2쪽

콜맨 머스터드 1큰술

지도

수조를 준비하고 수비드를 넣습니다. 화씨 130도로 설정합니다. 타마리 소스, 흑설탕, 올리브 오일, 마늘을 섞습니다. 타마리 혼합물과 함께 진공 밀봉 가능한 백에 송어를 넣습니다. 물 치환법으로 공기를 빼내고 봉지를 밀봉하여 수조에 담근다. 30분간 조리합니다.

타이머가 멈추면 송어를 꺼내 키친타올로 두드려 물기를 제거합니다. 요리 주스를 버리십시오. 서빙할 타마리 소스와 머스타드로 장식합니다.

생강 소스를 곁들인 참깨 참치

준비 + 요리 시간: 45분 | 인분: 6

재료:

참치:

참치 스테이크 3개

맛볼 소금과 후추

⅓ 컵 올리브 오일

카놀라유 2큰술

검은깨 ½컵

흰 참깨 ½컵

생강 소스:

간 생강 1인치

다진 샬롯 2개

다진 붉은 고추 1개

물 3큰술

2 ½ 라임 주스

1 ½ 큰술 쌀 식초

간장 2 ½큰술

생선 소스 1큰술

설탕 1 ½큰술

녹색 상추 잎 1단

지도:

소스로 시작합니다. 작은 팬을 약한 불에 놓고 올리브 오일을 추가합니다. 가열되면 생강과 칠리를 넣습니다. 3분간 조리 설탕과 식초를 넣고 저어주며 설탕이 녹을 때까지 조리합니다. 물을 넣고 끓입니다. 간장, 액젓, 라임즙을 넣고 2분간 끓인다. 식히기 위해 따로 보관하십시오.

수욕조를 만들고 수비드를 넣고 화씨 110도로 맞춥니다. 참치에 소금과 후추로 간을 한 후 진공 밀봉이 가능한 별도의 3개 백에 담습니다. 올리브유를 넣고 물 치환법으로 봉지의 공기를 빼고 밀봉하여 수조에 담급니다. 타이머를 30분으로 맞춥니다.

타이머가 멈추면 가방을 꺼내 봉인을 풉니다. 참치를 따로 보관하십시오. 약한 불에 프라이팬을 놓고 카놀라유를 넣습니다. 가열하는 동안 그릇에 참깨를 섞습니다. 마른 참치를 가볍게 두드려 참깨를 바르고 씨가 노릇노릇해질 때까지 가열한 기름에 위아래를 굽습니다.

참치를 얇게 썬다. 접시에 상추를 얹고 상추 위에 참치를 얹습니다. 생강 소스를 스타터로 제공하십시오.

신성한 마늘-레몬 크랩 롤

준비 + 요리 시간: 60분 | 인분: 4

재료

버터 4큰술

익힌 게살 1파운드

다진 마늘 2쪽

½ 레몬의 풍미와 주스

마요네즈 ½컵

잘게 썬 회향 전구 1개

맛볼 소금과 후추

4 롤, 분할, 기름칠 및 구운

지도

수조를 준비하고 수비드를 넣습니다. 화씨 137도로 설정합니다. 마늘, 레몬 제스트, 레몬 주스 1/4컵을 섞습니다. 게살을 버터와 레몬 믹스와 함께 진공 밀봉 가능한 백에 넣습니다. 물 치환법으로 공기를 빼내고 봉지를 밀봉하여 수조에 담근다. 50분간 조리합니다.

타이머가 멈추면 백을 꺼내 그릇에 옮깁니다. 요리 주스를 버리십시오. 게살을 남은 레몬 주스, 마요네즈, 회향, 딜, 소금, 후추와 섞습니다. 서빙하기 전에 게살 혼합물로 롤을 채우십시오.

레몬 소스를 곁들인 매운 문어

준비 + 요리 시간: 4시간 15분 | 인분: 4

재료

올리브 오일 5큰술

1파운드 문어 촉수

맛볼 소금과 후추

레몬즙 2큰술

레몬 제스트 1큰술

다진 신선한 파슬리 1큰술

백리향 1티스푼

파프리카 1큰술

지도

수조를 준비하고 수비드를 넣습니다. 179F로 설정합니다. 촉수를 중간 크기 길이로 자릅니다. 소금과 후추로 간을 맞춘다. 진공 밀봉 가능한 백에 길이를 올리브 오일과 함께 넣습니다. 물 치환법으로 공기를 빼내고 봉지를 밀봉하여 수조에 담근다. 4시간 동안 요리합니다.

타이머가 멈추면 문어를 꺼내 키친타올로 두드려 물기를 제거합니다. 요리 주스를 버리십시오. 올리브 오일을 뿌린다.

그릴을 중불로 가열하고 촉수를 한 면당 10-15초 동안 굽습니다. 따로. 레몬 주스, 레몬 제스트, 파프리카, 타임, 파슬리를 잘 섞습니다. 문어 위에 레몬 드레싱을 뿌립니다.

크리올 새우 케밥

준비 + 요리 시간: 50분 | 인분: 4

재료

레몬 1개의 제스트와 즙

버터 6큰술

다진 마늘 2쪽

맛을 내기 위해 소금과 흰 후추

크리올 시즈닝 1큰술

내장을 제거한 새우 1½파운드

다진 신선한 딜 1큰술 + 장식용

레몬 웨지

지도

수조를 준비하고 수비드를 넣습니다. 137F로 설정합니다.

냄비에 버터를 중불로 녹이고 마늘, 크리올 시즈닝, 레몬 껍질과 주스, 소금, 후추를 넣습니다. 버터가 녹을 때까지 5분간 조리합니다. 따로 보관하고 식히십시오.

버터 믹스와 함께 진공 밀봉 가능한 백에 새우를 넣습니다. 물 치환법으로 공기를 빼내고 봉지를 밀봉하여 수조에 담근다. 30분간 조리합니다.

타이머가 멈추면 새우를 꺼내 키친타올로 두드려 물기를 제거합니다. 요리 주스를 버리십시오. 케밥에 새우를 끼우고 딜로 장식하고 레몬을 짜서 제공합니다.

매운 소스를 곁들인 새우

준비 + 요리 시간: 40분 + 냉각 시간 | 인분: 5

재료

껍질을 벗기고 껍질을 벗긴 새우 2파운드

토마토 퓨레 1컵

고추냉이 소스 2큰술

레몬즙 1티스푼

타바스코 소스 1티스푼

맛볼 소금과 후추

지도

수조를 준비하고 수비드를 넣습니다. 화씨 137도로 설정합니다. 진공 밀봉이 가능한 백에 새우를 넣습니다. 물 치환 방식으로 공기를 빼내고 봉지를 밀봉하여 수조에 담급니다. 30분간 조리합니다.

타이머가 멈추면 백을 제거하고 얼음물 수조에 10분 동안 옮깁니다. 냉장고에서 1~6시간 굳혀주세요. 토마토 퓨레, 고추냉이 소스, 간장, 레몬 주스, 타바스코 소스, 소금, 후추를 잘 섞습니다. 소스와 함께 새우를 제공하십시오.

샬롯과 타라곤을 곁들인 넙치

준비 + 요리 시간: 50분 | 인분: 2

재료:

넙치 필레 2파운드

타라곤 잎 3줄기

마늘 가루 1티스푼

양파 가루 1티스푼

맛을 내기 위해 소금과 흰 후추

2 ½ tsp + 2 tsp 버터

껍질을 벗기고 반으로 자른 샬롯 2개

타임 가지 2개

장식용 레몬 웨지

지도:

수욕조를 만들어 수비드를 넣고 124F로 맞춘다. 가자미 필레를 3등분하고 소금, 마늘가루, 양파가루, 후추로 비벼준다. 필레, 타라곤, 버터 2 ½ 티스푼을 진공 밀봉이 가능한 3개의 다른 백에 넣습니다. 물 치환법으로 공기를 빼내고 백을 밀봉합니다. 수조에 넣고 40분간 익힙니다.

타이머가 멈추면 봉투를 꺼내 봉인을 풉니다. 약한 불에 프라이팬을 놓고 남은 버터를 추가합니다. 가열되면 광어의 껍질을 제거하고 가볍게 두드려 말립니다. 샬롯과 백리향을 곁들인 가자미를 추가하고 바삭해질 때까지 바닥과 상단을 굽습니다. 레몬 웨지로 장식합니다. 찐 야채를 곁들여 드세요.

허브 버터 레몬 대구

준비 + 요리 시간: 37분 | 인분: 6

재료

버터 8큰술

대구 필레 6개

맛볼 소금과 후추

레몬 ½개 제스트

다진 신선한 딜 1큰술

다진 신선한 쪽파 ½큰술

다진 신선한 바질 ½큰술

다진 신선한 세이지 ½큰술

지도

수조를 준비하고 수비드를 넣습니다. 화씨 134도로 설정합니다. 대구에 소금과 후추로 간을 합니다. 대구와 레몬 제스트를 진공 밀봉 가능한 백에 넣습니다.

진공 밀봉이 가능한 별도의 백에 버터, 딜 반쪽, 쪽파, 바질, 세이지를 넣습니다. 물 치환 방법으로 공기를 방출하고 두 봉지를 밀봉하고 수조에 담급니다. 30분간 조리합니다.

타이머가 멈추면 대구를 꺼내 키친타올로 두드려 물기를 제거합니다. 요리 주스를 버리십시오. 다른 봉지에서 버터를 꺼내 대구 위에 붓습니다. 남은 딜로 장식합니다.

Beurre Nantais와 그루퍼

준비 + 요리 시간: 45분 | 인분: 6

재료:

<u>그루퍼:</u>

각각 3조각으로 자른 2파운드 그루퍼

커민 가루 1티스푼

마늘 가루 ½작은술

양파 가루 ½작은술

고수 가루 ½작은술

생선 조미료 ¼컵

피칸 오일 ¼컵

맛을 내기 위해 소금과 흰 후추

<u>뵈르 블랑:</u>

버터 1파운드

사과 사이다 식초 2큰술

다진 샬롯 2개

다진 통후추 1작은술

5 온스 헤비 크림,

맛볼 소금

딜 2줄기

레몬즙 1큰술

사프란 가루 1큰술

지도:

수욕조를 만들고 수비드를 넣고 132F로 설정합니다. 그루퍼 조각에 소금과 흰 후추로 간을 합니다. 진공 밀봉이 가능한 백에 넣고 물 치환법으로 공기를 빼낸 후 백을 밀봉하고 수조에 담급니다. 타이머를 30분으로 맞춥니다. 커민, 마늘, 양파, 고수풀, 생선 양념을 섞습니다. 따로.

한편, beurre blanc을 만드십시오. 팬을 중불에 놓고 샬롯, 식초, 통후추를 넣습니다. 시럽을 얻기 위해 요리하십시오. 불을 약하게 줄이고 버터를 넣고 계속 저어줍니다. 딜, 레몬즙, 사프란 가루를 넣고 계속 저어가며 2분간 조리합니다. 크림을 넣고 소금으로 간을 합니다. 1분간 조리합니다. 불을 끄고 따로 보관하십시오.

타이머가 멈추면 가방을 꺼내 봉인을 풉니다. 프라이팬을 중불에 놓고 피칸 오일을 넣습니다. 그루퍼와 향신료 혼합물로 양념을 두드려 말리고 가열된 기름에 굽습니다. 찐 시금치와 함께 그루퍼와 뵈르 난타이를 제공합니다.

참치 플레이크

준비 + 요리 시간: 1시간 45분 | 인분: 4

재료:

¼파운드 참치 스테이크

로즈마리 잎 1티스푼

타임 잎 1티스푼

올리브 오일 2컵

다진 마늘 1쪽

지도:

수욕조를 만들고 수비드를 넣고 화씨 135도로 설정합니다. 참치 스테이크, 소금, 로즈마리, 마늘, 타임, 오일 2큰술을 진공 밀봉 백에 넣습니다. 물 치환법으로 공기를 빼내고 봉지를 밀봉하여 수조에 담근다. 타이머를 1시간 30분으로 맞춥니다.

타이머가 멈추면 가방을 꺼냅니다. 참치를 그릇에 담고 따로 보관합니다. 프라이팬을 센 불에 놓고 남은 올리브 오일을 넣습니다. 가열되면 참치 위에 붓습니다. 두 개의 포크를 사용하여 참치를 조각냅니다. 최대 1주일 동안 올리브 오일과 함께 밀폐 용기에 옮기고 보관합니다. 샐러드로 제공하십시오.

버터 가리비

준비 + 요리 시간: 55분 | 인분: 3

재료:

가리비 ½파운드

버터 3작은술(요리용 2작은술 + 시어링용 1작은술)

맛볼 소금과 후추

지도:

수욕조를 만들고 수비드를 넣고 140F로 설정합니다. 종이 타월로 가리비를 두드려 물기를 제거합니다. 가리비, 소금, 버터 2큰술, 후추를 진공 밀봉 가능한 백에 넣습니다. 수치환법으로 공기를 빼고 봉지를 밀봉하여 수조에 담그고 타이머를 40분으로 맞춥니다.

타이머가 멈추면 가방을 꺼내 봉인을 풉니다. 가리비를 종이 타월로 가볍게 두드려 물기를 제거하고 따로 보관합니다. 중불과 남은 버터 위에 프라이팬을 놓습니다. 녹으면 가리비 양쪽을 황금빛 갈색이 될 때까지 굽습니다. 버터를 바른 혼합 야채를 곁들여 냅니다.

박하 정어리

준비 + 요리 시간: 1시간 20분 | 인분: 3

재료:

정어리 2파운드

¼ 컵 올리브 오일

다진 마늘 3쪽

갓 즙을 낸 큰 레몬 1개

신선한 민트 2줄기

맛볼 소금과 후추

지도:

각 물고기를 씻고 청소하되 껍질을 유지하십시오. 키친 페이퍼를 사용하여 두드려 말립니다.

큰 그릇에 올리브 오일과 마늘, 레몬 주스, 신선한 민트, 소금, 후추를 섞습니다. 마리네이드와 함께 진공 밀봉이 가능한 대형 백에 정어리를 넣습니다. 104F의 수조에서 1시간 동안 조리합니다. 수조에서 꺼내 물기를 빼고 소스는 남겨 둡니다. 생선에 소스와 찐 부추를 뿌립니다.

화이트 와인에 담근 도미

준비 + 요리 시간: 2시간 | 인분: 2

재료:

도미 1파운드, 두께 약 1인치, 손질

엑스트라 버진 올리브 오일 1컵

즙을 낸 레몬 1개

설탕 1큰술

말린 로즈마리 1큰술

말린 오레가노 ½큰술

다진 마늘 2쪽

화이트 와인 ½컵

바다 소금 1티스푼

지도:

큰 그릇에 올리브 오일과 레몬 주스, 설탕, 로즈마리, 오레가노, 다진 마늘, 와인, 소금을 섞습니다. 이 혼합물에 생선을 담그고 냉장고에서 1시간 동안 마리네이드합니다. 냉장고에서 꺼내어 물기를 제거하고 서빙을 위해 액체를 남겨둡니다. 진공 밀봉이 가능한 대형 백에 필렛을 넣고 밀봉합니다. 122F에서 40분 동안 수비드 요리를 합니다. 남은 마리네이드를 필레 위에 뿌린 후 서빙합니다.

아보카도를 곁들인 연어 & 케일 샐러드

준비 + 요리 시간: 1시간 | 인분: 3

재료:

껍질을 벗긴 연어 살코기 1파운드

맛볼 소금과 후추

즙을 낸 유기농 레몬 ½개

올리브 오일 1큰술

잘게 썬 케일 잎 1컵

얇게 썬 구운 당근 ½컵

작은 입방체로 자른 잘 익은 아보카도 ½개

신선한 딜 1큰술

신선한 파슬리 잎 1큰술

지도:

필레 양면에 소금과 후추로 간을 하고 진공 밀봉이 가능한 큰 백에 넣습니다. 봉지를 밀봉하고 화씨 122도에서 40분 동안 엔수비드로 요리합니다. 수조에서 연어를 꺼내어 따로 둡니다.

믹싱 볼에 레몬즙, 소금 한 꼬집, 후추를 함께 넣고 계속 휘젓는 동안 올리브 오일을 점차적으로 첨가합니다. 잘게 썬 케일을 넣고 비네그레트 소스가 골고루 묻도록 버무립니다. 구운 당근, 아보카도, 딜, 파슬리를 넣습니다. 결합하기 위해 부드럽게 던지십시오. 서빙 그릇에 옮기고 위에 연어를 얹어 제공합니다.

생강 연어

준비 + 요리 시간: 45분 | 인분: 4

재료:

연어 필레 4개, 껍질 포함

참기름 2티스푼

1 ½ 올리브 오일

간 생강 2큰술

설탕 2큰술

지도:

수욕조를 만들고 수비드를 넣고 124F로 맞춥니다. 연어에 소금과 후추로 간을 합니다. 남은 나열된 재료를 그릇에 넣고 섞습니다.

연어와 설탕 혼합물을 진공 밀봉 가능한 두 개의 백에 넣고 물 치환법으로 공기를 빼낸 다음 백을 밀봉하고 수조에 담급니다. 타이머를 30분으로 맞춥니다.

타이머가 멈추면 가방을 꺼내 봉인을 풉니다. 프라이팬을 중불에 놓고 바닥에 유산지를 깔고 예열합니다. 연어를 넣고 껍질을 벗긴 후 각각 1분씩 굽습니다. 버터 바른 브로콜리와 함께 제공합니다.

신선한 라임 주스에 담긴 홍합

준비 + 요리 시간: 40분 | 인분: 2

재료:

수염을 제거한 신선한 홍합 1파운드

껍질을 벗기고 잘게 썬 중간 크기 양파 1개

다진 마늘

갓 짜낸 라임 주스 ½컵

잘게 썬 신선한 파슬리 ¼컵

잘게 썬 로즈마리 1큰술

올리브 오일 2큰술

지도:

라임 주스, 마늘, 양파, 파슬리, 로즈마리, 올리브 오일과 함께 홍합을 진공 밀봉 가능한 대형 백에 넣습니다. 122F에서 30분 동안 수비드 요리를 하세요. 그린 샐러드와 함께 서빙하세요.

허브 양념 참치 스테이크

준비 + 요리 시간: 1시간 25분 | 인분: 5

재료:

참치 스테이크 2파운드, 두께 약 1인치

1 tsp 말린 백리향, 지상

잘게 썬 신선한 바질 1작은술

잘게 썬 샬롯 ¼컵

잘게 썬 신선한 파슬리 2큰술

잘게 썬 신선한 딜 1큰술

갓 갈은 레몬 제스트 1티스푼

참깨 ½컵

올리브 오일 4큰술

맛볼 소금과 후추

지도:

참치는 흐르는 찬물에 씻고 키친타올로 두드려 물기를 제거합니다. 따로.

큰 그릇에 백리향, 바질, 샬롯, 파슬리, 딜, 기름, 소금, 후추를 섞습니다. 잘 섞일 때까지 섞은 다음 스테이크를 이 마리네이드에 담급니다. 잘 입히고 30분 동안 냉장 보관합니다.

마리네이드와 함께 진공 밀봉이 가능한 대형 백에 스테이크를 넣습니다. 봉투를 눌러 공기를 빼고 뚜껑을 밀봉합니다. 131도에서 40분간 수비드(en Sous Vide)로 굽습니다.

봉지에서 스테이크를 꺼내 키친 페이퍼에 옮깁니다. 가볍게 두드려 말리고 허브를 제거합니다. 프라이팬을 고온으로 예열합니다. 스테이크를 참깨로 말아 프라이팬에 옮깁니다. 각 면을 1분씩 익힌 후 불에서 내립니다.

게살 패티

준비 + 요리 시간: 65분 | 인분: 4

재료:

덩어리 게살 1파운드

잘게 썬 붉은 양파 1컵

잘게 썬 붉은 피망 ½컵

잘게 썬 칠리 페퍼 2큰술

잘게 썬 셀러리 잎 1큰술

잘게 썬 파슬리 잎 1큰술

잘게 다진 타라곤 ½티스푼

맛보는 사람에게 소금과 후추

올리브 오일 4큰술

아몬드 가루 2큰술

계란 3개

지도:

프라이팬에 올리브 오일 2큰술을 두르고 양파를 넣습니다. 투명해질 때까지 볶다가 잘게 썬 홍피망과 청양고추를 넣는다. 계속 저어주면서 5분 동안 요리합니다.

큰 그릇으로 옮깁니다. 게살, 셀러리, 파슬리, 타라곤, 소금, 후추, 아몬드 가루, 달걀을 넣습니다. 잘 저어 혼합물을 직경 2인치의 패티로 만듭니다. 패티를 진공 밀봉 가능한 2개의 백에 부드럽게 나누어 밀봉합니다. 122F에서 40분 동안 수비드로 조리합니다.

달라붙지 않는 그릴 팬에 남은 올리브 오일을 센 불로 가열합니다. 수조에서 패티를 꺼내 프라이팬으로 옮깁니다. 간단히 3-4분 동안 양면을 갈색으로 만들고 서빙합니다.

칠리 빙어

준비 + 요리 시간: 1시간 15분 | 인분: 5

재료:

신선한 빙어 1파운드

레몬즙 ½컵

다진 마늘 3쪽

소금 1티스푼

엑스트라 버진 올리브 오일 1컵

잘게 썬 신선한 딜 2큰술

다진 쪽파 1큰술

칠리페퍼 1큰술, 다진 것

지도:

흐르는 찬물에 빙어를 헹구고 물기를 뺍니다. 따로.

큰 그릇에 올리브 오일과 레몬 주스, 다진 마늘, 바다 소금, 잘게 썬 딜, 다진 쪽파, 칠리 페퍼를 섞습니다. 이 혼합물에 빙어를 넣고 덮으십시오. 20분 동안 냉장 보관합니다.

냉장고에서 꺼내 마리네이드와 함께 진공 밀봉이 가능한 대형 백에 넣습니다. 104F에서 40분 동안 수비드에서 요리합니다. 수조에서 꺼내 물기를 빼고 액체는 남겨둡니다.

큰 프라이팬을 중불로 가열합니다. 빙어를 넣고 3~4분 동안 살짝 익혀주세요. 열에서 제거하고 서빙 접시로 옮깁니다. 매리네이드를 뿌린 후 즉시 서빙하십시오.

절인 메기 필레

준비 + 요리 시간: 1시간 20분 | 인분: 3

재료:

메기 필레 1파운드

레몬즙 ½컵

잘게 썬 파슬리 잎 ½컵

다진 마늘 2쪽

잘게 썬 양파 1컵

잘게 썬 신선한 딜 1큰술

잘게 썬 신선한 로즈마리 잎 1큰술

갓 짜낸 사과 주스 2컵

디종 머스터드 2큰술

엑스트라 버진 올리브 오일 1컵

지도:

큰 그릇에 레몬 주스, 파슬리 잎, 다진 마늘, 잘게 썬 양파, 신선한 딜, 로즈마리, 사과 주스, 머스타드, 올리브 오일을 섞습니다. 잘 섞일 때까지 함께 휘젓습니다. 이 혼합물에 필레를 담그고 단단한 뚜껑으로 덮으십시오. 30분 동안 냉장 보관합니다.

냉장고에서 꺼내 진공 밀봉이 가능한 2개의 백에 넣습니다. 밀봉하고 122F에서 40분 동안 수비드로 요리합니다. 제거하고 물기를 뺍니다. 액체를 비축하십시오. 자체 액체로 이슬비가 내립니다.

레몬 파슬리 새우

준비 + 요리 시간: 35분 | 인분: 4

재료:

껍질을 벗기고 내장을 제거한 큰 새우 12마리

소금 1티스푼

설탕 1티스푼

올리브 오일 3티스푼

월계수잎 1장

다진 파슬리 1가지

레몬 제스트 2큰술

레몬즙 1큰술

지도:

수욕조를 만들어 수비드를 넣고 156F로 설정합니다. 볼에 새우, 소금, 설탕을 넣고 섞어 15분 동안 둡니다. 진공 밀봉 가능한 백에 새우, 월계수 잎, 올리브 오일, 레몬 제스트를 넣습니다. 물 치환 방식으로 공기를 빼내고 밀봉하십시오. 욕조에 담그고 10분 동안 조리합니다. 타이머가 멈추면 봉지를 꺼내서 개봉합니다. 새우를 접시에 담고 레몬즙을 뿌립니다.

수비드 넙치

준비 + 요리 시간: 1시간 20분 | 인분: 4

재료:

넙치 필레 1파운드

올리브 오일 3큰술

잘게 썬 샬롯 ¼컵

갓 갈은 레몬 제스트 1티스푼

½ tsp 말린 타임, 가루

잘게 썬 신선한 파슬리 1큰술

잘게 썬 신선한 딜 1티스푼

맛볼 소금과 후추

지도:

흐르는 찬물에 생선을 씻고 키친 페이퍼로 두드려 말립니다. 얇게 썰어 소금과 후추를 넉넉히 뿌린다. 진공 밀봉이 가능한 큰 백에 넣고 올리브 오일 2테이블스푼을 추가합니다. 샬롯, 타임, 파슬리, 딜, 소금, 후추로 간을 합니다.

봉투를 눌러 공기를 빼고 뚜껑을 밀봉합니다. 가방을 흔들어 모든 필레에 향신료를 바르고 요리하기 전에 30분 동안 냉장 보관합니다. 131F에서 40분 동안 수비드로 조리합니다.

물에서 가방을 꺼내 잠시 식히십시오. 키친 페이퍼 위에 놓고 물기를 뺍니다. 허브를 제거하십시오.

큰 프라이팬에 남은 기름을 고온으로 예열합니다. 필레를 넣고 2분간 조리합니다. 필레를 뒤집어 약 35-40초 동안 익힌 다음 불에서 내립니다. 생선을 다시 종이 타월로 옮기고 과도한 지방을 제거합니다. 즉시 봉사하십시오.

레몬 버터 솔

준비 + 요리 시간: 45분 | 인분: 3

재료:

필레 3개

무염 버터 1 ½큰술

¼ 컵 레몬 주스

½ tsp 레몬 제스트

취향에 따라 레몬 후추

장식용 파슬리 1가지

지도:

수조를 만들고 수비드를 넣고 132F로 설정합니다. 밑창을 두드려 말리고 3개의 별도 진공 밀봉 백에 넣습니다. 물 치환법으로 공기를 빼내고 백을 밀봉합니다. 수조에 담그고 타이머를 30분으로 맞춥니다.

중불에 작은 팬을 놓고 버터를 넣습니다. 녹으면 불에서 내립니다. 레몬즙과 레몬 제스트를 넣고 젓는다.

타이머가 멈추면 가방을 꺼내 봉인을 풉니다. 살코기를 서빙 접시에 옮기고 버터 소스를 뿌린 다음 파슬리로 장식합니다. 스팀 그린 야채와 함께 제공하십시오.

바질 대구 스튜

준비 + 요리 시간: 50분 | 인분: 4

재료:

대구 살코기 1파운드

불에 구운 토마토 1컵

말린 바질 1큰술

생선 육수 1컵

토마토 페이스트 2큰술

셀러리 줄기 3개, 잘게 썬 것

당근 1개

¼ 컵 올리브 오일

잘게 썬 양파 1개

양송이버섯 ½컵

지도:

큰 프라이팬에 올리브 오일을 넣고 중불로 가열합니다. 셀러리, 양파, 당근을 넣습니다. 10분간 볶는다. 열에서 제거하고 다른 재료와 함께 진공 밀봉 백에 옮깁니다. 122F에서 40분 동안 수비드로 조리합니다.

쉬운 틸라피아

준비 + 요리 시간: 1시간 10분 | 인분: 3

재료

틸라피아 필레 3개(4온스)

버터 3큰술

사과 사이다 식초 1큰술

맛볼 소금과 후추

지도:

수욕조를 만들고 수비드를 넣고 124F로 설정합니다. 틸라피아에 후추와 소금으로 간을 한 후 진공 밀봉 백에 넣습니다. 물 치환 방식으로 공기를 빼내고 백을 밀봉하십시오. 수조에 담그고 타이머를 1시간으로 맞춥니다.

타이머가 멈추면 가방을 꺼내 봉인을 풉니다. 프라이팬을 중불에 놓고 버터와 식초를 넣습니다. 식초가 반으로 줄어들도록 계속 끓이고 저어주세요. 틸라피아를 넣고 살짝 굽는다. 기호에 따라 소금과 후추로 간을 합니다. 버터를 바른 야채를 곁들여 드세요.

아스파라거스와 연어

준비 + 요리 시간: 3시간 15분 | 인분: 6

재료:

1파운드 야생 연어 필레

올리브 오일 1큰술

말린 오레가노 1큰술

중간 크기의 아스파라거스 창 12개

흰 양파 링 4개

신선한 파슬리 1큰술

맛볼 소금과 후추

지도:

양쪽에 오레가노, 소금, 후추로 필레를 간을 하고 올리브 오일을 살짝 바릅니다.

다른 재료와 함께 진공 밀봉 가능한 대형 용기에 넣습니다. 믹싱볼에 모든 향신료를 섞습니다. 혼합물을 스테이크 양쪽에 고르게 문지르고 진공 밀봉이 가능한 큰 백에 넣습니다. 봉지를 밀봉하고 136F에서 3시간 동안 수비드로 요리합니다.

카레 고등어

준비 + 요리 시간: 55분 | 인분: 3

재료:

머리를 제거한 고등어 필레 3개

카레 페이스트 3큰술

올리브 오일 1큰술

맛볼 소금과 후추

지도:

수욕조를 만들고 수비드를 넣고 120F로 맞춥니다. 고등어는 후추와 소금으로 간을 한 후 진공 밀봉 백에 넣습니다. 수치환법으로 공기를 빼고 밀폐하여 수조에 담근 후 타이머를 40분으로 맞춥니다.

타이머가 멈추면 가방을 꺼내 봉인을 풉니다. 프라이팬을 중불에 놓고 올리브 오일을 넣습니다. 고등어에 카레가루를 묻혀주세요(고등어는 두드리지 마세요)

가열되면 고등어를 넣고 황금빛 갈색이 될 때까지 굽습니다. 찐 녹색 잎 채소를 곁들여 냅니다.

로즈마리 오징어

준비 + 요리 시간: 1시간 15분 | 인분: 3

재료:

통오징어 1파운드

엑스트라 버진 올리브 오일 ½컵

핑크 히말라야 소금 1큰술

말린 로즈마리 1큰술

다진 마늘 3쪽

반으로 자른 방울토마토 3개

지도:

흐르는 물에 각 오징어를 철저히 헹굽니다. 날카로운 껍질 벗기기 칼을 사용하여 머리를 제거하고 각 오징어를 청소하십시오.

큰 그릇에 올리브 오일과 소금, 말린 로즈마리, 방울토마토, 다진 마늘을 섞습니다. 이 혼합물에 오징어를 담그고 1시간 동안 냉장 보관합니다. 그런 다음 제거하고 배수하십시오. 진공 밀봉이 가능한 대형 백에 오징어와 방울토마토를 넣습니다. 136F에서 1시간 동안 en sous vide로 조리합니다.

튀긴 레몬 새우

준비 + 요리 시간: 50분 | 인분: 3

재료:

껍질을 벗기고 내장을 제거한 새우 1파운드

올리브 오일 3큰술

갓 짜낸 레몬 주스 ½컵

다진 마늘 1쪽

으깬 신선한 로즈마리 1티스푼

바다 소금 1티스푼

지도:

올리브 오일에 레몬 주스, 다진 마늘, 로즈마리, 소금을 섞습니다. 주방용 브러시를 사용하여 혼합물을 각 새우 위에 펴 바르고 진공 밀봉이 가능한 큰 백에 넣습니다. 104F에서 40분 동안 수비드로 조리합니다.

문어 구이

준비 + 요리 시간: 5시간 20분 | 인분: 3

재료:

데친 중간 문어 촉수 ½파운드

맛볼 소금과 후추

올리브 오일 3티스푼 + 3티스푼

말린 오레가노 2티스푼

다진 신선한 파슬리 2줄기

얼음 목욕용 얼음

지도:

수조를 만들고 수비드를 넣고 171F로 설정합니다.

진공 밀봉 가능한 백에 문어, 소금, 올리브 오일 3티스푼, 후추를 넣습니다. 물 치환 방법으로 공기를 빼내고 봉지를 밀봉하고 수조에 담급니다. 타이머를 5시간으로 설정합니다.

타이머가 멈추면 백을 꺼내 얼음물에 담가둡니다. 따로. 그릴을 예열하십시오.

그릴이 뜨거워지면 문어를 접시에 옮기고 올리브 오일 3큰술을 넣고 마사지한다. 문어를 앞뒤로 잘 구워줍니다. 문어를 접시에 담고 파슬리와 오레가노로 장식합니다. 달콤하고 매운 딥과 함께 제공하십시오.

야생 연어 스테이크

준비 + 요리 시간: 1시간 25분 | 인분: 4

재료:

2파운드 야생 연어 스테이크

다진 마늘 3쪽

잘게 썬 신선한 로즈마리 1큰술

갓 짜낸 레몬즙 1큰술

갓 짜낸 오렌지 주스 1큰술

오렌지 제스트 1티스푼

핑크 히말라야 소금 1티스푼

생선 육수 1컵

지도:

오렌지 주스와 레몬 주스, 로즈마리, 마늘, 오렌지 제스트, 소금을 섞습니다. 각 스테이크에 혼합물을 바르고 20분 동안 냉장 보관합니다. 진공 밀봉이 가능한 대형 백에 옮기고 어육 육수를 추가합니다. 봉지를 밀봉하고 131F에서 50분 동안 수비드로 요리합니다.

달라붙지 않는 대형 그릴 팬을 예열합니다. 진공 밀봉 가능한 백에서 스테이크를 꺼내 살짝 까맣게 될 때까지 각 면을 3분 동안 굽습니다.

틸라피아 스튜

준비 + 요리 시간: 65분 | 인분: 3

재료:

1파운드 틸라피아 필레

잘게 썬 양파 ½컵

잘게 썬 당근 1컵

잘게 썬 실란트로 잎 ½컵

다진 마늘 3쪽

잘게 썬 녹색 피망 1컵

1 tsp 이탈리안 시즈닝 믹스

카이엔 고추 1티스푼

칠리 페퍼 ½티스푼

신선한 토마토 주스 1컵

맛볼 소금과 후추

올리브 오일 3큰술

지도:

중간 열에 올리브 오일을 가열하십시오. 다진 양파를 넣고 투명해질 때까지 볶습니다.

이제 피망, 당근, 마늘, 실란트로, 이탈리안 시즈닝 믹스, 카이엔 고추, 칠리 페퍼, 소금, 후추를 추가합니다. 잘 저어주고 10분간 더 끓입니다.

열에서 제거하고 토마토 주스 및 틸라피아 필레와 함께 진공 밀봉이 가능한 대형 백으로 옮깁니다. 수비드로 122F에서 50분 동안 조리합니다. 수조에서 꺼내 서빙합니다.

후추 열매를 곁들인 버터 코클

준비 + 요리 시간: 1시간 30분 | 인분: 2

재료:

꼬막 통조림 4온스

드라이 화이트 와인 ¼컵

다진 셀러리 줄기 1개

다진 파스닙 1개

4등분 샬롯 1개

월계수잎 1장

검은 통후추 1큰술

올리브 오일 1큰술

버터 8큰술, 실온

다진 신선한 파슬리 1큰술

다진 마늘 2쪽

맛볼 소금

갓 간 후추 1티스푼

판코 빵가루 ¼컵

얇게 썬 바게트 1개

지도:

수조를 준비하고 수비드를 넣습니다. 154F로 설정합니다. 새조개, 샬롯, 셀러리, 파스닙, 와인, 통후추, 올리브 오일, 월계수 잎을 진공 밀봉 백에 넣습니다. 물 치환법으로 공기를 빼내고 봉지를 밀봉하여 수조에 담근다. 60분간 조리합니다.

블렌더를 사용하여 버터, 파슬리, 소금, 마늘, 갈은 후추를 붓습니다. 결합될 때까지 중간 속도로 혼합합니다. 혼합물을 비닐 봉지에 넣고 돌돌 만다. 냉장고로 옮겨 식히십시오.

타이머가 중지되면 달팽이와 채소를 제거합니다. 요리 주스를 버리십시오. 프라이팬을 센 불로 가열합니다. 꼬막에 버터를 바르고 빵가루를 약간 뿌린 다음 녹을 때까지 3분 동안 조리합니다.

따뜻한 바게트 조각과 함께 제공하십시오.

실란트로 송어

준비 + 요리 시간: 60분 | 인분: 4

재료:

송어 2파운드, 4조각

마늘 5쪽

바다 소금 1큰술

올리브 오일 4큰술

잘게 썬 실란트로 잎 1컵

잘게 썬 로즈마리 2큰술

갓 짜낸 레몬 주스 ¼컵

지도:

생선을 깨끗이 씻어 잘 헹굽니다. 키친 페이퍼로 두드려 물기를 제거하고 소금으로 문지릅니다. 마늘을 올리브 오일, 실란트로, 로즈마리, 레몬 주스와 섞습니다. 혼합물을 사용하여 각 물고기를 채웁니다. 별도의 진공 밀봉 백에 넣고 밀봉하십시오. 131F에서 45분간 수비드 요리를 합니다.

오징어 링

준비 + 요리 시간: 1시간 25분 | 인분: 3

재료:

오징어 링 2컵

신선한 로즈마리 1큰술

맛볼 소금과 후추

올리브 오일 ½컵

지도:

오징어 링을 로즈마리, 소금, 후추, 올리브 오일과 함께 크고 깨끗한 비닐 봉지에 담습니다. 봉지를 밀봉하고 잘 코팅되도록 몇 번 흔든다. 진공 밀봉 가능한 대형 용기로 옮기고 백을 밀봉합니다. 수비드로 131F에서 1시간 10분 동안 조리합니다. 수조에서 꺼내 서빙합니다.

칠리 새우 & 아보카도 샐러드

준비 + 요리 시간: 45분 | 인분: 4

재료:

다진 붉은 양파 1개

라임 2개의 주스

올리브 오일 1티스푼

바다 소금 ¼티스푼

백후추 ⅛작은술

껍질을 벗기고 내장을 제거한 생새우 1파운드

토마토 1개

아보카도 1개

씨를 제거하고 다진 녹색 칠리 페퍼 1개

다진 실란트로 1큰술

지도:

수조를 준비하고 수비드를 넣습니다. 148F로 설정합니다.

라임즙, 적양파, 천일염, 백후추, 올리브 오일, 새우를 진공 밀봉 백에 넣습니다. 물 치환법으로 공기를 빼내고 봉지를 밀봉하여 수조에 담근다. 24분 동안 조리합니다.

타이머가 멈추면 백을 제거하고 10분 동안 얼음물 수조로 옮깁니다. 그릇에 토마토, 아보카도, 청고추, 실란트로를 섞습니다. 가방 내용물을 위에 붓습니다.

시트러스 사프란 소스를 곁들인 버터 바른 적도미

준비 + 요리 시간: 55분 | 인분: 4

재료

손질한 참돔 4조각

버터 2큰술

맛볼 소금과 후추

<u>시트러스 소스용</u>

레몬 1개

자몽 1개

라임 1개

오렌지 3개

1 작은 술 디종 머스타드

카놀라유 2큰술

노란 양파 1개

깍뚝썰기한 애호박 1개

1 tsp 사프란 스레드

다진 칠리 페퍼 1티스푼

설탕 1큰술

생선 육수 3컵

다진 실란트로 3큰술

지도

수조를 준비하고 수비드를 넣습니다. 화씨 132도로 설정합니다. 도미 필레에 소금과 후추로 간을 하고 진공 밀봉 가능한 백에 넣습니다. 물 치환법으로 공기를 빼내고 봉지를 밀봉하여 수조에 담근다. 30분간 조리합니다.

과일을 껍질을 벗기고 입방체로 자릅니다. 중불로 달군 팬에 기름을 두르고 양파와 애호박을 넣습니다. 2-3분 동안 볶습니다. 과일, 사프란, 후추, 겨자 및 설탕을 추가합니다. 1분 더 끓입니다. 생선 육수를 저어 10분 동안 끓입니다. 실란트로로 장식하고 따로 보관합니다. 타이머가 멈추면 생선을 꺼내 접시에 담습니다. 시트러스-사프란 소스를 바르고 서빙합니다.

참깨 껍질을 벗긴 대구 필레

준비 + 요리 시간: 45분 | 인분: 2

재료

1 큰 대구 필레

참깨 페이스트 2큰술

흑설탕 1½큰술

생선 소스 2큰술

버터 2큰술

참깨

지도

수조를 준비하고 수비드를 넣습니다. 131F로 설정합니다.

황설탕, 참깨 페이스트 및 액젓 혼합물로 대구를 담그십시오. 진공 밀봉 가능한 백에 넣습니다. 물 치환법으로 공기를 빼내고 봉지를 밀봉하여 수조에 담근다. 30분간 조리합니다. 프라이팬에 버터를 중불로 녹입니다.

타이머가 멈추면 대구를 꺼내 프라이팬에 옮겨 1분 동안 굽습니다. 플래터에 담습니다. 요리 주스를 프라이팬에 붓고 줄어들 때까지 요리하십시오. 버터 1큰술을 넣고 섞어주세요. 소스를 얹은 대구를 얹고 참깨로 장식합니다. 쌀과 함께 제공하십시오.

시금치 & 머스타드 소스를 곁들인 크리미한 연어

준비 + 요리 시간: 55분 | 인분: 2

나성분

껍질을 벗긴 연어 살코기 4개

시금치 큰 묶음 1개

½ 컵 디종 머스타드

헤비 크림 1컵

1 컵 하프 앤 하프 크림

레몬즙 1큰술

맛볼 소금과 후추

지도

수조를 준비하고 수비드를 넣습니다. 115F로 설정합니다. 소금으로 간을 한 연어를 진공 밀봉 가능한 백에 넣습니다. 물 치환법으로 공기를 빼내고 봉지를 밀봉하여 수조에 담근다. 45분간 조리합니다.

냄비를 중불로 가열하고 시금치가 부드러워질 때까지 익힙니다. 열을 낮추고 레몬 주스, 후추, 소금을 붓습니다. 계속 요리하세요. 냄비를 중불로 가열하고 하프앤하프 크림과 디종 머스타드를 섞습니다. 열을 낮추고 요리하십시오. 소금과 후추로 간을 맞춘다. 타이머가 멈추면 연어를 꺼내 접시에 담습니다. 소스를 뿌린다. 시금치와 함께 제공하십시오.

신선한 샐러드를 곁들인 파프리카 가리비

준비 + 요리 시간: 55분 | 인분: 4

재료

가리비 1파운드

마늘 가루 1티스푼

양파 가루 ½작은술

파프리카 ½티스푼

카이엔 고추 ¼작은술

맛볼 소금과 후추

<u>샐러드</u>

옥수수 알갱이 3컵

반으로 자른 체리 토마토 ½파인트

다진 붉은 피망 1개

다진 신선한 파슬리 2큰술

<u>드레싱</u>

신선한 바질 1큰술

레몬 4등분 1개

지도

수조를 준비하고 수비드를 넣습니다. 화씨 122도로 설정합니다.

가리비를 진공 밀봉 가능한 백에 넣습니다. 소금과 후추로 간을 맞춘다. 그릇에 마늘 가루, 파프리카, 양파 가루, 카이엔 고추를 섞습니다. 안에 붓는다. 물 치환법으로 공기를 빼내고 봉지를 밀봉하여 수조에 담근다. 30분간 조리합니다.

그동안 오븐을 400F로 예열합니다. 베이킹 트레이에 옥수수 알갱이와 고추를 넣습니다. 올리브 오일을 뿌리고 소금과 후추로 간을 합니다. 5-10분 동안 조리합니다. 그릇에 옮기고 파슬리와 섞는다. 그릇에 드레싱 재료를 잘 섞어 옥수수 알갱이 위에 붓습니다.

타이머가 멈추면 봉지를 꺼내 뜨거운 프라이팬으로 옮깁니다. 각 면을 2분씩 굽습니다. 플래터, 가리비 및 샐러드에 제공하십시오. 바질과 레몬 웨지로 장식합니다.

망고를 곁들인 건방진 가리비

준비 + 요리 시간: 50분 | 인분: 4

재료

1파운드 큰 가리비

버터 1큰술

<u>소스</u>

레몬즙 1큰술

올리브 오일 2큰술

<u>고명</u>

라임 제스트 1큰술

오렌지 제스트 1큰술

잘게 썬 망고 1컵

얇게 썬 세라노 고추 1개

다진 민트 잎 2큰술

지도

가리비를 진공 밀봉 가능한 백에 넣습니다. 소금과 후추로 간을 맞춘다. 냉장고에서 밤새 식히십시오. 수조를 준비하고 수비드를 넣습니다. 화씨 122도로 설정합니다. 물 치환법으로 공기를 빼내고 봉지를 밀봉하고 수조에 담급니다. 15-35분 동안 요리하십시오.

프라이팬을 중불로 가열합니다. 그릇에 소스 재료를 잘 섞습니다. 타이머가 멈추면 가리비를 꺼내 프라이팬에 옮겨 갈색이 될 때까지 굽습니다. 접시에 담습니다. 소스를 뿌리고 고명 재료를 추가합니다.

겨자 비네그레트를 곁들인 리크 & 새우

준비 + 요리 시간: 1시간 20분 | 인분: 4

나성분

부추 6개

올리브 오일 5큰술

맛볼 소금과 후추

다진 샬롯 1개

쌀식초 1큰술

1 작은 술 디종 머스타드

1/3파운드 익힌 베이 새우

다진 신선한 파슬리

지도

수조를 준비하고 수비드를 넣습니다. 183F로 설정합니다.

파의 윗부분을 자르고 밑 부분을 제거하십시오. 찬물에 헹구고 올리브유 1큰술을 뿌린다. 소금과 후추로 간을 맞춘다. 진공 밀봉 가능한 백에 넣습니다. 물 치환법으로 공기를 빼내고 봉지를 밀봉하여 수조에 담근다. 1시간 동안 조리합니다.

한편, 비네그레트의 경우 그릇에 샬롯, 디종 머스타드, 식초, 올리브 오일 1/4컵을 섞습니다. 소금과 후추로 간을 맞춘다. 타이머가 멈추면 백을 제거하고 얼음물 수조로 옮깁니다. 식히십시오. 4접시에 부추를 담고 소금으로 간을 한다. 새우를 넣고 비네그레트 소스를 뿌립니다. 파슬리로 장식합니다.

CPSIA information can be obtained
at www.ICGtesting.com
Printed in the USA
LVHW080634271222
735871LV00009B/432

9 781837 526437